JN059707

実践
BCG流
病院経営

バリューベース・ヘルスケア時代の
病院経営

ボストン コンサルティング グループ
医療機関チーム

ELSEVIER

はじめに

　稀代の経営学者であるピーター・ドラッカーは，未来を知る方法は2つあると著書で語っている。1つは，自分で創ること。成功してきた人，成功してきた企業は，全て自らの未来を自分たちの手でデザインし，切り開いてきた。もう1つは，すでに起こったことの帰結をみることである。これを彼は，「すでに起こった未来」と名付けている。

　ドラッカーの考え方にならって，前著『BCG流病院経営戦略 ― DPC時代の医療機関経営』のなかで，筆者らは「すでに起こった未来」の観察を通じていくつかの未来予測をしている。2008年時点でわが国の医療費はGDPの8.5%ではあったが，人口の急速な高齢化に伴って早晩10%を超えること，消費税を10%に上げるだけでは急増する医療費の財源としては十分ではないこと，そして，診療報酬改定等を通じて医療機関の経営はますます厳しくなることである。残念ながらというべきだろうか，その全てが2020年の現在では正しかったことが証明されている。

　前著の出版当時，筆者らは医療機関へのコンサルティングを始めて間もなかったが，この間に病院経営者の意識に大きな変化を感じるようになった。当時は筆者らが属するボストン コンサルティング グループ(BCG)のような外資系経営コンサルティング会社に経営改善支援を依頼する医療機関は珍しかったのだが，現在では当たり前のことになりつつある。はじめは，独立行政法人化して独立採算が求められるようになった地域の中核病院からのご相談が多かったのだが，今では大学病院や地方自治体が所有する公立病院など公的色彩を帯びた大型病院まで，幅広くご相談をいただけるようになった。「すでに起こった未来」が，多くの医療機関経営者にとって，「今そこにある現実」として認識されるようになってきたのだろう。

　この間，実にさまざまな医療機関に対して，新病院建設のビジョン作りから地域の医療ニーズならびに競合状況を踏まえた診療科体制の見直し，さらには短期的な収益改善に至るまで，数多くのプロジェクトのお手伝いをさせていただいた。しかし，地域やテーマ，公立・私立の違いにかかわらず，ご相談いただいた医療機関で共通してみられた課題が「経営と現場の意識の乖離」だ。理事長や病院長，事務局長をはじめとする経営層は，独立採算か否かを問わず，医療サービス提供の持続性を担保するには健全な収益性を確保することが重要だと痛いほど認識されている。国や地方自治体，大学本体等から直接・間接的に補てんされてきた資金が先細りになり，従来のような経営では立ち行かなくなってきているからだ。一方で，病院現場の収支や効率に対する意識はどうだろうか。医師，看護師，その他の医療従事者，事務方といった職種間の壁が厚く，定められ

た業務を間違いなくこなすことには優れている一方，病院全体としての効率性や収益に対する意識は必ずしも高くないのが実情だろう。したがって，経営層が収支改善や効率向上の策を打ち出しても，笛吹けども踊らず，志半ばにして経営改善努力が挫折する例が後を絶たない。折しも，新型コロナウイルス感染症の影響で病院収益が低迷するなか，経営改善は待ったなしである。

　本書は，このような現実に鑑みて，病院経営の健全化に焦点を当てながらも，現場の協働を促すことを大きなテーマの1つとしている。すでに病院経営に携わられている理事長や病院長，事務局長はもちろんのこと，看護師長や技師長など現場のリーダーの方々をも念頭において，明日からすぐに取り組める内容にこだわったつもりである。また，医療機関を保有しながらも，どのように改革すべきか頭を悩ませている地方自治体や大学本部のリーダーの方々にも，現場の実態を理解するために読んでいただきたいと考えている。本書を契機として，日本中の医療機関で各職種が連携し，経営層と現場が一体となった経営改善活動が進むことを期待してやまない。

　末筆になるが，本書を執筆するにあたっては，実に多くの皆さまにお世話になった。執筆者を代表して心よりお礼を申し上げたい。筆者らの医療機関へのコンサルティングにアドバイスをいただき，本書にも寄稿くださった千葉大学医学部附属病院 副病院長の井上 貴裕先生。本書執筆に向けて常に背中を押していただき，アイデアを膨らませていただいた前厚生労働省医政局長で BCG シニアアドバイザーの武田 俊彦さん。前著に引き続いて本書の企画を実現していただいたエルゼビア・ジャパン株式会社の布川 治社長，同社コンテンツオペレーション部の飯塚 真一さん，森 美那子さん，コンテンツ＆ソリューション開発部の土屋 博子さん。本書原稿の元になった連載記事を企画していただいた株式会社ミクスの沼田 佳之代表取締役編集長。筆者らの執筆が一向に進まないのに，見捨てずに最後までつきあってくれた BCG チーフ・エディターの満喜 とも子さん。一旦は止まりかけた企画を，機関車のように強力にドライブしてくれた BCG 卒業生の佐野 元子さん。そして，プロジェクトで日本国中の病院を飛び回って汗をかき，いつも新しい発見をもたらしてくれる BCG の早川 叶さん，山崎 路子さん，森 裕菜さんをはじめとする病院チームの仲間たちにも，この場を借りて感謝の言葉を述べさせてもらいたい。

2020年7月　東京にて

執筆者代表　植草　徹也

なお，BCG は病院経営改善にすぐに役立つべく，委託経費の健康診断がワンストップでできるホスピタル・データ・ラボを開設した。
詳細は，下記まで。
サービス案内ウェブサイト：https://hospitaldatalab.jp/
メール：JPNhospitaldatalab@bcg.com

目次

本書に掲載されている医療機関名・役職名等の名称は執筆または支援当時のものを示しております。

第 1 章

わが国の病院経営を巡る新たな現実

世界に冠たるわが国の健康・医療提供システム

　日本の健康・医療提供体制は世界をリードしているといわれることが多い。平均寿命が長いことはよく知られているとおりだが，それだけではない。**図表 1-1** は，2016 年の各国 1 人あたり医療費と健康寿命の関係を示している。日本は，1 人あたり医療費が相対的に低い割に，健康寿命が著しく長いことがわかる。つまり，インプット（医療費）に対してアウトカム（寿命）が優れており，国際的にみて，きわめて効率的なシステムが築かれている。

　時系列推移をみてみると，もっと興味深いことがわかる。**図表 1-2** に示したように，1960 年時点では日本の平均寿命は欧米先進国に比べて 1 ～ 2 年ほど短かったのだが，1964 年東京オリンピックが開催されたころを境に欧米と立場が逆転し，以降 50 年間にわたってリードしている。つまり，日本の健康・医療提供体制の進化は，過去 50 年間にわたって先進国のなかでも際立っているのだ。これには複数の理由がある。国民全員が健康保険に加入し必要な医療がいつでも享受できる国民皆保険制度，高

図表 1-1 国民 1 人あたり医療費と健康寿命の国際比較

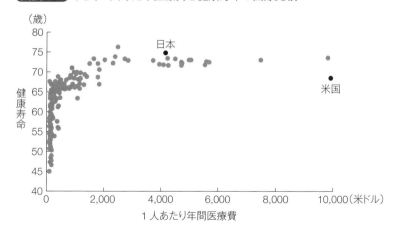

（出所：WHO, 2016, World Health Statistics）

度な医療を誰でもどこでも受けられるフリーアクセスの仕組み，法律によって義務づけられた学校や職場での健康診断による早期発見の仕組みなどである。

　しかしながら，人類が経験したことがない超高齢社会に突入するにあたって，従来のような日本の医療提供体制がサステイナブル（持続可能）なのかという議論が出てきていることも事実だ。2018年度の国民医療費[1]は43兆円となり，増加基調に変化はない。実際の数字をみても，1970年以降，日本の医療費はGDPの約2.5倍のスピードで拡大している。OECDのデータによれば，1970年に4.4％にすぎなかった日本の対GDP総医療費[2]が，2018年には10.9％（OECD予測値）にまで達している。世界で最も医療費が高いといわれる米国がダントツの16.9％だが，日本は，スイス，ドイツ等に次ぐ第6位である。しかも，高齢化だけでなく医療技術の進展がそれに拍車をかける。ここ数年にわたって，抗がん剤や抗C

図表 1-2 平均寿命の時系列推移（欧米先進諸国と日本）

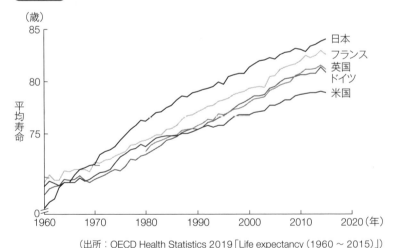

（出所：OECD Health Statistics 2019「Life expectancy（1960〜2015）」）

1　概算医療費．厚生労働省，2019年，「平成30年度 医療費の動向」
2　「総医療費」は国民医療費には含まれない非処方薬，公衆衛生費，施設管理運営費，研究開発費等を含むOECD独自のデータ

型肝炎ウイルス薬における高額薬剤が医療費を圧迫していることが報道されているが，この後にも再生医療や遺伝子編集など，短期的にはさらに医療費を圧迫するような医療技術が次々に出てくることは間違いないだろう。

急速に悪化する医療機関の経営

　医療費の増加抑制を目的として，2003年，全国82の特定機能病院を皮切りにDPC制度（診断群分類包括評価）が導入された。DPC制度は1日あたり入院費が診療内容にかかわらず包括的に定額で支払われるため，出来高払いから包括払いへの適応に苦労する医療機関が続出した。こうした状況を受けて，2012年にボストン コンサルティング グループ（以下，BCG）は『BCG流病院経営戦略』を出版し，実地調査と財務データ分析に基づいて，日本の医療機関における経営の効率性を上げるための処方箋を示した。しかし，2010年度の診療報酬改定が10年ぶりのプラス改定であったことから，多くの医療機関で軒並み高収益が記録され，2000年代にDPCの導入により高まっていた経営改善への気運がやや後退した感は否めなかった。むしろ，高収益を背景にして大規模病院の建て替えブームが起き，真新しい建物を目にする機会が増えたくらいだ。

　ところが，2014年4月の消費税率の引き上げで状況は一変した。**図表1-3**にみられるように，2013年時点ではわずかに黒字だった中規模病院（200〜499床）が，マイナス3.7％と大幅な赤字に陥った。これまで比較的収益力が高かった500床以上の大規模病院までもが，マイナス0.9％の赤字に転落している。元来が非課税である診療報酬で，なぜ消費税率の引き上げが関係あるのかといぶかる読者もいるだろう。医療機関の収入である診療報酬は消費税を含んだ公定価格であるため，増税分を上乗せして転嫁することはできない。しかし，医療機関が外部に支払う費用のうち，医薬品や医療材料，医療機器の代金は消費税が上乗せされて購入先

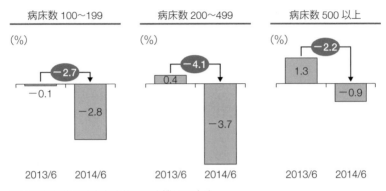

図表1-3 2014年消費税率の引き上げ前後における病床数別医業収支率比較

病床数 100〜199　　　　病床数 200〜499　　　　病床数 500 以上

注：経営主体が地方自治体の医療機関は除外

（出所：全国公私病院連盟・日本病院会，2015 年，「病院運営実態分析調査の概要」）

から請求される。したがって，その分にかかる消費税は，少なくとも部分的には医療機関の持ち出しになる。

　消費税の持ち出し問題は同税の導入時や以前の増税時にも議論になったので，政府も対応しなかったわけではない。消費税が5％から8％に3％上がった分のうち，1.36％は控除対象外消費税対応として診療報酬を引き上げたというのが政府の主張である。しかし，医業収益に占める医薬品費，医療材料費，医療機器への設備投資額の割合は医療機関によって違うので，1.36％の診療報酬引き上げで対応できているところもあれば，賄いきれなかったところもあるというのが実情だろう。四病院団体協議会・日本病院団体協議会の調査によれば，病院全体では増税分の84.2％，大病院では70％程度しか補てんされていない[3]。大病院ほど，医療機器などの設備投資額が大きくなるため補てんが十分ではなくなる構造である。消費税率の引き上げ分全てが診療報酬の引き上げで補てんされたのかどうかを議論するのは本稿の目的ではないが，2013 年から 2014 年にかけてこれ

3　四病院団体協議会・日本病院団体協議会，2015 年 2 月 27 日，「医療機関における消費税に関する調査結果（最終報告書）」

だけ劇的に病院の収益力が低下したのは，消費税率の引き上げと何の関係もないとはいえないだろう。

　近年でも大枠の方向性は変わらず，2018年に日本病院会等が合同で実施した調査では，全国医療機関の医業利益率はマイナス6.9%（前年比マイナス0.5%，2018年6月時点。n＝1,046）と，依然として減少傾向であることが確認できる[4]。その後，消費税は2019年10月にさらに10%へと引き上げられた一方，2020年度の診療報酬改定率は微増にとどまり，経営環境はさらに厳しいものとなることが予想される。

医療費増加の抑制は「待ったなし」

　では，今後の診療報酬改定で十分な上乗せが期待できるのだろうか。つまり，これまでの経営方針を変えずにただ待ってさえいれば，2010年度の改定のときのように医療機関の経営状況は改善するのだろうか。筆者は，話はそう簡単ではないと考えている。

　先ほど，2018年度の国民医療費が43兆円になったと述べた。1人あたり医療費は高齢者ほど高くなり，75歳までが年間約30万円（国民健康保険加入の場合）であるのに対し，75歳以上は年間93万円と，実に3倍に跳ね上がる。2025年には団塊の世代が全て75歳以上となるため，それまでは国民医療費が加速度的に増加することが予想されている。2018年5月の厚生労働省による推計では，2025年度における保険料と公費による給付金は47〜49兆円になると推定されている[5]。自己負担分を考慮に入れると，2025年度には医療費総額は約60兆円になる。

　日本の医療費は，諸外国と比べて低く抑えられているというのが従来の

4　日本病院会・全日本病院協会・日本医療法人協会，2018年12月7日，「平成30年度病院経営定期調査—集計結果（概要）—」
5　内閣官房・内閣府・財務省・厚生労働省，2018年5月21日，「2040年を見据えた社会保障の将来見通し（議論の素材）—概要—」

見方だったが，比較可能な最新の統計が存在する 2018 年の GDP に占める医療費比率は 10.9％と，すでに先進国が加盟する OECD 諸国平均の 8.8％を大きく上回っている。医療費が約 60 兆円とすれば，OECD の GDP 推計に基づいて計算すると，2025 年における医療比率は 12％を超えることがわかる（**図表 1-4**）。突出して医療費比率が高い現在の米国の水準に次ぐ勢いで，これではとても現在の医療システムを維持することはできなくなる。

　これだけ急激な医療費増加を国民経済が負担しきれないのは論を俟たないだろう。また，医療費の 4 割は公費，すなわち税金で賄われている。2025 年の医療費約 60 兆円超のうち，約 21 兆円が公費負担となると厚生労働省も推計している[6]。現在からの増加分だけでも，7.4 兆円の新たな財源が必要となる。2019 年の消費税率の引き上げ（8％から 10％）でも 5 兆円強の増収しか見込めないので，まったく足りないのだ。これは，介護や年金，教育無償化など他の社会保障費の増加を加味する前の話である。

図表 1-4 経済成長シナリオ別の対 GDP 医療費シミュレーション

このままでは，国民経済が医療費負担に耐えられない

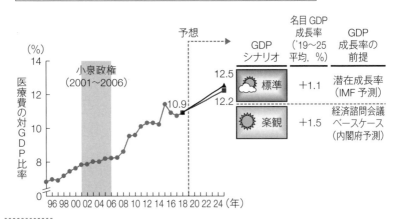

6　厚生労働省，2018 年 5 月 21 日，「2040 年を見据えた社会保障の将来見通し（議論の素材）等について（参考）医療費の将来見通し」

財源の観点からも，診療報酬が大きく引き上げられることは想定しづらいのである（もちろん，高度急性期医療に相応のインセンティブを与えるなど，診療報酬のメリハリづけは今後も行われるだろう）。

　したがって，人口の高齢化に伴って医療費の絶対額を減らすことはできなくても，医療費の増加を抑制する政策は継続的に打ち出されると考えるのが妥当だろう。また，自己負担部分の実質的な引き上げ等の医療財源への直接的な切り込みや，不要不急もしくは重複した診療を削減するような，医療ニーズそのものを抑制する政策も導入されるだろう。医療機関にとって逆風が吹くことはあれ，順風が吹くことを前提として経営することは賢明とはいえない。

医療提供体制の不可逆的な変化

　このようななか，2025年の医療提供体制のあり方が，政府から次々に示されるようになってきた。「社会保障と税の一体改革」（2011）のなかでは，機能別病床数を，急性期などの高機能病床が多く回復期病床が少ないワイングラス型から，急性期を減らして回復期を増やすことで釣鐘型にするという方向性が示された。

　さらに，2015年6月には自治医科大学の永井良三学長を会長とする政府専門調査会が，二次医療圏ごとに2025年における機能別必要病床数の推計を示した[7]。そこでは，大都市圏と沖縄を除くと，将来的には病床が過剰になり，全国的には20万床が過剰になることが明らかになった。仮に1病院あたりの病床数が200床だとすると，全国で1,000病院がいらなくなる計算だ。一方で，回復期病床は現状から27万床以上増やさなければならないことも示された。

7　医療・介護情報の活用による改革の推進に関する専門調査会，2015年6月15日，「第1次報告～医療機能別病床数の推計及び地域医療構想の策定に当たって～」

政府からこうした将来像が示されるようになった背景は明白だ。『BCG流病院経営戦略』のなかでも述べたことだが，日本の医療機関の多くが「総合病院」もしくは「急性期病院」を標榜し，実態はともかくとして，規模の大小にかかわらず同じような診療科体制を敷いている。その結果，諸外国に比べて疾患ごとの症例が多数の病院に分散し，医師の経験値がたまりにくい構造になっている。つまり，日本の医療機関の配置状況は，医療の質を向上させるうえで，諸外国に比べて不利な状況にあるといえる。

　一方で，急性期を過ぎた患者であっても，回復期病床が不足しており退院後の行き先がないので，7対1の手厚い看護体制の急性期病院に入院し続けることになる。これでは高機能病床を不必要に使うことになり，効率的な医療体制とはいえない。

　このような事態を解決するためにも医療機関ごとの機能分担をはっきりさせ，高度な医療は高度急性期病床で，一般的な急性期疾患は急性期病床で，リハビリは回復期病床でやってもらおうと，上記のような将来構想が示されるようになってきているのだ。さらに，厚生労働省はこうした議論を活発化させるため，2019年9月には再編検討対象として全国424の公的・公立病院を名指しで公表している。

　医療機関の再編と役割分担を進めるために，すでに打ち出された政策も含め，今後予想される政策的変化は大きく3つあると考えられる。

• 地域医療計画などを通じて，各医療圏のなかでの医療機関ごとの役割分担を明確化し，病床数を適正化する。病床機能に見合う医療を提供していない，あるいは過剰に病床を保有する医療機関は，診療報酬における加算で差をつけるなどして，適正な病床機能や病床数に誘導する。また，地方自治体の権限を強化して，医療機関への指導の強制力を高める。

• 国民医療費を地域ごとに管理させる（医療費を漫然と使ってもよい状態だと，病床数適正化などのインセンティブが働かないため，1番目の施策に強制力をもたせるために必要な策である）。医療費が高い地方自治体には，国庫補助を加減するなどしてプレッシャーをかける。すでに保険者

努力支援制度などによって一部実現され始めている仕組みである。

- マイナンバーを通じた受診記録や NCD（National Clinical Database。日本外科学会が収集している臨床データベース）等を用いたアウトカムデータの収集と可視化を通じて，医療機関ごとの治療成績を明らかにし，競争を促す。

　上記以外にも，後発薬の使用促進や薬価への HTA（Health Technology Assessment：医療技術評価）の導入等の医療費そのものを抑制する政策や高額療養費の見直し，高額薬剤の保険償還の厳格化など自己負担を増やす政策がとられると予想される。しかし，政府の考え方が，地域ごとに医療機関の役割分担をはっきりさせることで医療費を適正化するという根本思想に基づいているとすれば，上記3つの政策は，その思想との親和性が高いことがわかるのではないかと思う。

　上記のような政策は，諸外国ではすでに導入されているものばかりであり，また，日本においてもすでに一部実現され始めており，遠い世界の話ではない。自院完結型で，あらゆる病床機能ニーズに応えるという従来型の医療機関経営を続けていては，将来は見通せなくなっている。次章では，国内外の動向を概観し，日本の医療機関にどのような改革が必要となるのかを考えていきたい。

第 2 章

VBHC が
医療と病院経営を救う

前章「わが国の病院経営を巡る新たな現実」では，日本の医療機関の経営が急速に悪化していることを示し，今後予想される政策の方向性として，適正な病床機能や病床数への誘導，自治体による国民医療費の管理，アウトカム（医療の成果）データ活用による医療機関の競争促進を挙げた。先進諸外国ではすでにこうした政策が導入されており，その根底にあるのがバリューベース・ヘルスケア（VBHC：Value-Based Health Care），つまり医療にかかる投入コスト（人件費や薬剤費など）あたりのアウトカム（患者にとっての実際の成果）を最大化するという考え方である。本章では，このバリューベース・ヘルスケアの考え方と，諸外国における事例ならびに日本での先進的な取り組みを解説していきたい。

医療の価値基準の変化

　まず，医療の価値基準の変遷を振り返ってみよう（**図表 2-1**）。1990 年代以前，先進国における医療技術を判断するための最重要基準は，「有効

図表 2-1 医療のパラダイムシフトの方向性

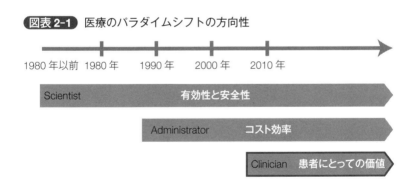

性」と「安全性」だったといえよう。有効性とは，新しい医療技術が既存技術に比べて，より高い治療効果を有するということである。安全性とは，薬剤であれば既存薬よりも副作用がより少ない，手術や手技であれば侵襲性が低いことなどにより，治療に伴って発生する負荷が減ることを意味する。言葉を換えれば，二重盲検試験などによって，有効性や安全性が既存治療法より上回る確率が高いと科学的に証明されることが，新たな医療技術採用の唯一無二の尺度であった。

「新たな治療法の有効性や安全性が，既存治療法より上回る確率が高いと科学的に証明される」と持って回ったような言い方をしたのには理由がある。つまり，患者個人からすれば必ずしも優れた結果をもたらすとは限らないということである。例えば，ステージが進行したがんに有効だといわれている高額な抗がん剤も，患者の20%程度にしか効果がないことはよく知られている。有効な治療法が他には事実上存在しないことに鑑みれば，当該治療法は有効性の観点から科学的には優れていると判断される。

しかし，2000年代になると，先進諸国で医療費の高騰が大きな問題となり，医療費抑制が本格的に意識されるようになった。ペイヤー（国，公的保険，民間保険などの支払者）が高度医療に伴うコストを賄いきれなくなってきたのである。前述のように，1990年代以前に有効性と安全性に重きを置いて新たな医療技術の採用が進んだ結果，医療の高度化が推し進められ，それまでは診断もしくは治療対象となっていなかった疾患まで診断や治療をすることができるようになった。例えば高コレステロール血症やうつ病などは，以前には疾患として認知されていなかったが，科学的に診断可能になり，治療薬が数多く開発された。それらの薬剤は必ずしも全ての患者に有効というわけではないことは前述のとおりだが，そもそも症状を抑えることはできても根治することはできないため，長期間にわたって服用し続ける必要がある。これが，高齢化や生活習慣の変化に伴って増加する患者数とあいまって医療費高騰を招いた大きな要因の1つだ。

そこで，コスト抑制策として，患者自己負担の増加や後発医薬品などの安価な医療技術の採用が叫ばれるようになった。欧州各国では90年代の

終わりごろから患者の自己負担を増やす施策が行われていた。例えば英国では，60歳以上の患者に対する人工透析は公費による償還の対象からはずされ（英国では，医療は社会保険ではなく税金で賄われている），患者の全額自己負担へと切り替わった。「殺人法」と批判され，大きな論争を巻き起こしたものである。医療提供体制としての優劣の議論はともかくとして，医療費削減を迫られて政府が実行した取り組みの象徴的な例の1つだといえるだろう。

　ところが，2010年以降，さらなる大きな地殻変動が起きている。新しい医療技術が科学的に既存技術よりも有効・安全ということだけでもなければ，とにかく医療費を削減しようということでもない，第3の道が模索されるようになってきたのだ。つまり，当該医療行為に投入されたコスト（費用）に対して，患者が実際に享受したアウトカム（効果），すなわち「費用対効果」を選択基準として重要視しようという考え方の台頭である。これがバリューベース・ヘルスケアである。

　では，バリューベース・ヘルスケアとはどのようなもので，どのような効果をもたらすのだろうか。これまでのバリューベース・ヘルスケアの進展を俯瞰してみると，大きく分けて3つの段階があることがわかるのだが，次に実例を挙げてみてみよう。

VBHC実現の第1段階：アウトカムデータの可視化／医療機関間の切磋琢磨

　VBHC実現の第1段階は，医療機関ごとのアウトカムデータを「見える化」することと，ベストプラクティスの共有化によって医療機関の間での切磋琢磨を促すことである。

スウェーデンの事例

　バリューベース・ヘルスケアに 1970 年代から取り組んでいるスウェーデンでは，疾患ごとに「レジストリ」といわれるデータベースを構築し，患者情報や診療プロセス，アウトカムのデータを蓄積してきた。現在では，患者数の 85％をカバーするレジストリを 22 の疾患で構築している。

　スウェーデンのレジストリの特徴は，個人情報を除いて，そのデータが広く公開されていることにある。日本でも経済誌や週刊誌に「名医ランキング」などが掲載されているが，医療機関ごとの症例数や提供している治療オプションなどが示されているにすぎない。これに対しスウェーデンでは，例えば心筋梗塞の退院 1 年後の生存率等のアウトカムが医療機関ごとに公開されている。このため，アウトカム指標が低いと指摘された医療機関では，高い施設のベストプラクティスを学び，診療設備やプロセスの改善が促され，医療の質の底上げがはかられるのだ。こうしたデータが公開された当初は治療成績が低い病院に搬送され，手術をしたものの亡くなってしまった患者の家族のインタビューが取り上げられるなど，かなりセンセーショナルに報道されたようである。当該病院は，その後，心筋梗塞治療の抜本的な診療プロセス改革に取り組み，今では治療成績が大きく向上しているとのことだ。スウェーデンではこうした営みを続けることで，多くの疾患において他の先進諸国と比べても高いアウトカムを示すようになっている。例えば，心筋梗塞は平均入院日数が 4 日（ドイツは 11 日，日本は 21 日）であるにもかかわらず，入院後 30 日間の死亡率は 2％（ドイツは 7％，日本は 8％）にすぎない。

ドイツの事例

　ドイツにおける取り組み例はさらに強烈だ。ハンブルグ大学医学部付属のハンブルグ・エッペンドルフ大学医療センターに所属しているマルティ

ニ・クリニックは前立腺がんに特化し，年間約 2,000 例の手術を手がけている。これはドイツ国内においては圧倒的ナンバーワンであり，世界的にも類をみない症例数である。日本において，前立腺悪性腫瘍手術を最も多く実施している DPC 対象病院の年間症例数(2018 年)が 260 例にとどまることに鑑みれば，その規模感がわかると思う。

　前立腺がんは，薬物治療や外科手術などさまざまな治療方法があるが，基本的には早期に発見されれば外科的な治療による治癒率はほぼ100％の疾患である。ただし，後遺症として勃起障害や失禁などの症状が残る可能性が高いのが課題だ。治療後のクオリティ・オブ・ライフ(QOL：生活の質)が外科医の腕に左右されるため，当然患者は腕のいい医師にみてもらうことを望む。そこでマルティニ・クリニックでは，累積症例数が多い前立腺がん治療のスペシャリストを世界中から 10 人ほど集め，それぞれに等しい権限をもたせたドリームチームを構成し，経営をリードさせるという組織づくりを行った。さらに，こうした強みを維持するために，医師ごとの成績を可視化し，競争を促す仕組みを構築した。

　その結果，医師間の競争が促され，治療成績をさらに向上させる好循環が生じ，術後合併症の発生率は，重度勃起障害，失禁がそれぞれ欧州平均75％，43％に対して，マルティニ・クリニックでは35％，6％と，圧倒的に優れた治療成績を誇るようになった。こうしてドイツ国内のみならず欧州各国から患者が訪れるようになり，前立腺がん治療における権威としての地位を確立するに至ったのである。世界各地の多くの病院がこの成功に注目し，特定の疾患で累積症例数を増やし，その疾患のスペシャリスト病院となるという医療経営モデルを参考にするようになっている。

国内の事例

　スウェーデンやドイツが非常に充実したレジストリをもっているのとは対照的に，わが国のレジストリ構築状況はまだ黎明期にあるといっていいだろう。日本でも DPC(Diagnosis Procedure Combination)制度を導入

する医療機関が増えるに従い，厚生労働省に提出される DPC データは蓄積されてきている。しかし，DPC データでは診療プロセスは記録されるが，結果としてのアウトカムは記録の対象ではない。アウトカムは，カルテにまでさかのぼらなければわからないのが実情だ。さらに，医療関係者と患者の「情報の非対称性」も依然として大きい。一般の患者が自分自身でデータやレジストリを活用して，医療機関の選択に活かすという段階には程遠いのが現状である。

しかし，このような情報の非対称性が，少しずつではあるが解消される方向にある。その顕著な例が，2011 年に日本外科学会が主導して立ち上げた NCD (National Clinical Database) である。手術症例ごとに，基本項目（患者の性別，年齢，診断名，術式など）と専門ごとに異なる医療評価調査項目を登録・蓄積した全国規模のデータベースである。日本外科学会は，このデータベースの登録を各医師に強く呼びかけ（登録しないと外科医の専門医認定を取り消すという措置をとっている），学会内でデータを公表している。開始当初，日本の外科医が行う手術件数の 95％以上をカバーする年間 120 万件が登録され，その後も数を順調に伸ばしている（2018 年には 153 万件）。このデータを活用して，これから行おうとする手術のリスク評価や施設ごとの治療成績を全国平均と比較することで，施設ごとの治療の質を高める取り組みが行われている。これにより，医師同士のピア・プレッシャーが発揮され，競争意識が高まり，医療技術やサービスが向上することが期待されている。

また，データの公開を自主的に推進している医療機関もある。その代表例が聖路加国際病院だ。同病院では，2005 年より QI (Quality Indicator) 活動を開始し，継続的に指標を測定して外部にも公表している。例えば，「ステロイド服薬患者の骨粗鬆予防率」，「入院となった脳血管障害患者における頭部 CT 検査施行までに要した時間」など約 300 の指標を測定し，その変化や医師ごとの違いなどを分析してフィードバックすることで医療の質の向上につなげようという試みだ。これらの活動は，「OECD Reviews of Health Care Quality in Japan」のなかでも評価されており，日

本全体の医療の質向上に役立つ可能性があるモデルだと言及されている。

聖路加国際病院のような1つの病院内での取り組みだけでなく、複数の病院が共通の指標を使って、医療の質の評価・分析を行う取り組みもある。日本病院会による「QIプロジェクト」[1]は、その代表例といえるだろう。「自院の診療の質を知り、経時的に改善する」ことを目的として、2010年度に厚生労働省管轄で行われた「医療の質の評価・公表等推進事業」を前身としたこの取り組みは、「患者満足度」や「死亡退院患者率」などといった共通の指標のもと、会員病院の医療の質の評価・分析を行っている。当初は30の病院が参加し、指標となる測定項目もわずか11項目（一般病床）だけだったが、2019年度には355の病院が参加するようになり、指標の数も40項目（一般病床）まで増やしている。参加病院は、指標ごとに自院の立ち位置を確認し、具体的な改善策を練るベンチマークとして活用することができる。また、参加施設全体の平均値などをまとめた報告書がホームページ等で公開されている。日本病院会の加盟病院が約2,500、さらに日本全国に約8,000の病院があることを考えれば、参加する病院数が増える余地はまだあるだろう。この他にも、製薬企業が、各病院でどの医師がどのような患者に薬剤を投薬し、例えば糖尿病であれば結果として血糖値やヘモグロビンの値がどのように変化したかなどのバイタルデータを記録したリアルワールドデータを、医療機関に対して有料で公開し始めている。リアルワールドデータとは、治験のようにコントロールされた環境下で限定されたサンプル数から得られるデータではなく、臨床現場で得られる大量のデータのことであり、より現実に即した結果が得られると期待されている。

わが国においても、将来こうした治療成績の可視化、情報公開が進むと、患者が医療機関を選定する際に手術件数や口コミだけではなく、客観的なアウトカム指標を参考にするようになったり、アウトカム指標が良好なほど診療報酬が高く設定されるといったことも起こるかもしれない。そう

----

1 日本病院会HP：QIプロジェクト2019（https://www.hospital.or.jp/qip/index.html）

なった場合は，いち早く医療データを活用して質と効率を高める医療プロセスの研究を推進した病院が他院に大きく差をつけることになるだろう。

　BCG も長年バリューベース・ヘルスケアの実現に向けてさまざまな支援や分析・研究に取り組んできた。なかでも，疾患ごとのアウトカム指標をグローバルに統一し，国や医療機関による比較を可能にすることを目指しているのが ICHOM(International Consortium for Health Outcomes Measurement)の活動である。ICHOM は，BCG が米ハーバード・ビジネス・スクール(HBS)とスウェーデンのカロリンスカ研究所と共同で，2012年に設立した非営利機関(NPO)である。ICHOM のミッションは，主要な疾患に関して，患者にとってきわめて重要なアウトカム測定指標の世界標準を定義し，世界的にこれらの指標の導入と報告を促進することで，バリューベース・ヘルスケアの実現を推進することである。2020 年 1 月時点で 28の疾患についてのアウトカムの標準的測定指標をグローバルで集約し，データベース化している(詳しくは「コラム①　ICHOM の取り組み」参照)。

VBHC 実現の第 2 段階：医療提供体制における分業推進

　バリューベース・ヘルスケア実現の第 2 段階は，医療提供における分業体制の構築である。全米でも名だたる急性期病院の 1 つであるミネソタ州のメイヨー・クリニックでは，全米で約 60 の施設からなるメイヨー・クリニック・ヘルスシステムというネットワークを構築し，メイヨー・クリニックからの医師派遣や患者の送患・受け入れなどを行っている。患者は，メイヨーの系列の医療機関で治療を受けた場合，最終的に必要であればメイヨー・クリニック本院で治療を受けられる。また，同院で急性期の治療を受けた患者は，ソーシャルワーカーによって連携する近隣のリハビリ施設に送患され，シームレスな医療を受けられる体制となっている。つまりは，自分で病院を訪れるウォークイン患者ではなく，本当に高度医療を必要としている患者だけにそれを提供する仕組みを構築しているのだ。

それを一歩進めたのが，**図表 2-2** に示した ACO（Accountable Care Organization）と呼ばれる医療機関のネットワークである。ACO は，米国で始まった概念で，ある地域内の医療機関が共同して患者の症状に応じ，最適な医療機関で最適な医療サービスを最小のコストで提供するという試みだ。医療機関の分業という点ではメイヨーと似ているが，ACO では実際にかかった医療コスト（実際のコスト）と，一般的にかかる医療コスト（想定コスト）との差の一部を，インセンティブとして保険者から受け取る仕組みになっている。もちろん，安ければよいというわけではなく，質に関する指標も設定されており，ACO にとって医療の質と効率を同時に向上させるインセンティブとなっている。

なぜこうした分業体制の構築がバリューベース・ヘルスケアの実現にとって重要なのだろう。確かに，1 つの医療機関において，ワンストップであらゆる医療ニーズに応えられれば患者にとっての利便性は増すかもしれない。しかし，大学病院のような高度急性期病院では，生命に切迫した危険のある状態の患者に，きわめて高度な医療を提供するための設備や人

図表 2-2 ACO は，地域ごとに医療の質と効率の向上に責任をもつ医療機関のネットワーク

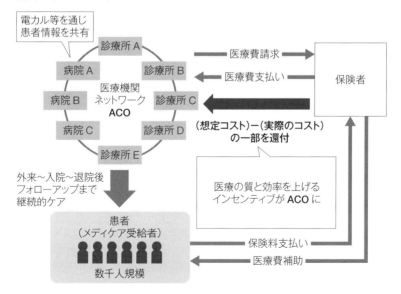

員に対する投資を行っている。したがって，すでに生命の危機を脱している患者をみるということは，過剰な医療サービスの提供になり，医療効率を下げることにつながる。そればかりか，回復期に入った患者のために満床となり，急性期患者が受け入れられないということになったら本末転倒である。このため，急性期患者は急性期病院で，回復期患者は回復期病院で，それぞれにふさわしい治療の体制をつくることが重要なのだ。

　日本でも，前章で述べた厚生労働省の専門調査会が，高度急性期，急性期，回復期病床の分業体制の構築を強く主張するなど，第2段階への取り組みが推進されようとしている。これには，自前で分業を行うパターンと，複数の医療機関と連携して分業するパターンがみられる。

　自前で水平分業を行うパターンの好例は，石川県の恵寿総合病院グループだ。恵寿総合病院グループでは「けいじゅヘルスケアシステム」を設立し，健診施設，急性期病院からリハビリ，介護施設，在宅医療機関など幅広い医療サービスをグループ内に保有している。これらの施設が電子カルテとコールセンターを共通化し共有することで，シームレスに医療・介護サービスを受けられる体制を構築している。患者の立場からすると，ネットワーク内の医療機関で受けた人間ドックのデータや診療の電子カルテが全て共有されているため，どの施設に行ってもそれまでに受けた医療情報が参照され，安心して治療を受けられる。医師をはじめとする医療従事者からしても，急性期を脱して診療所に戻した患者の経過をリアルタイムで把握できるなど，診療の継続性を担保するうえで有効な仕組みだ。

　複数の医療機関と連携している例では，済生会熊本病院の取り組みがよく知られている。済生会熊本病院では，特に後方連携を行う医療機関のうち，主要な転院先とは定期的な会議を開催し，患者情報の共有，技術教育の共有，済生会熊本病院での共同診療，回診参加などを進め，密接な連携関係(アライアンス)を構築している。アライアンス連携の推進によって，連携のある9つの病院が転院先の約50％を占める状況となっている[2]。こ

2　取材協力：済生会熊本病院 広報課

の事例については，第6章，第7章で詳しく説明する。

　これまで日本では，どの医療機関でも患者が自由に受診できるフリーアクセス制もあって，医療機関の分業はあまり進んでこなかった。フリーアクセスが，重大な病状でなくともとりあえず安心だからという理由で大規模総合病院に足を運ぶような行動を誘発してきたのは事実だろう。前述のように軽微な患者であっても，診療所ならば低コストで対応できるが，高度な医療設備や機器を備え，7対1の手厚い看護体制を敷く大規模病院では経済性が見合わない。2025年に向け，急性期病床に求められる機能を高く設定することで，病床機能分化を促す政策が導入されるだろう。遠くない将来に，多数の総合病院が近接して乱立する姿はみられなくなり，急性期機能は一部病院に集約化され，それ以外の病院は回復期などに移行していくことが予想される。

VBHC 実現の第3段階：ステークホルダーの利害一致

　バリューベース・ヘルスケアの第3段階は，ステークホルダー間の利害の一致である。医療にかかわる当事者のインセンティブはバラバラなのが現状だ。具体的に考えてみよう。医療機関に対する診療報酬は出来高払いであるため，医療行為をすればするほど収入が増える仕組みだ。また，製薬企業や医療機器企業は，自社品が使われるほど売り上げが増える仕組みで，患者にとって意味のある治療効果があったかどうかと報酬の間に直接の関係はない。患者も現役世代であれば3割，75歳以上の高齢者になれば1割の自己負担で済んでしまうため，受診を抑制する効果は必ずしも高くない。いわば，当事者の誰にも，医療費を有効に使おうというインセンティブが働きにくい，モラルハザードが起こるべくして起こっている仕組みだといえよう。

　こうしたバラバラな当事者間のインセンティブを揃えるのに成功しているのが，米国で台頭しつつあるIHN（Integrated Healthcare Network）と呼ばれる医療提供システムである。IHNは医療提供者であるACOの医療ネッ

トワークと，支払い側の保険者が合体したシステムといってもよいだろう。代表例としては，カリフォルニア州を本拠とするカイザー・パーマネンテが挙げられる。米国の医療制度は，オバマケアの実現までは人口の15%が無保険で適切な医療が受けられない一方で，医療費がGDPの17%近くになるなど，決してほめられたものではなかった。しかし，公的な強制医療保険がなかったため，さまざまな民間の医療保険が存在し，互いにしのぎを削ることで，非常に興味深い医療のエコシステムが部分的にはできあがっている。カイザーはもともと保険者であるが，病院や診療所，訪問医療などの施設を自ら保有することで，最適な医療を，最適な施設で提供している。つまり，保険者という立場を活かして患者の受診行動をコントロールし，「保険でカバーしてほしければ，カイザーグループの病院で治療を受けてください」と促すことができるのだ。他の病院に行くのは加入者の自由だが，その場合は全て自己負担となるので，よほどのことがない限りグループ内で受診することになる。こうすることで，質と効率が両立する医療サービスを提供し（**図表2-3**），例えば退院患者の30日以内の再入院率を米国の一般病院と比べて34%も低くすることに成功している。

　カイザーの取り組みは，2つの重要な仕組みに支えられている。1つ目は，「KPヘルス・コネクト」と呼ばれる医療データ・プラットフォームと，データ分析に基づいた質と効率が高い治療プロセスの絶え間ない探求だ。人工股関節置換術を例にとると，自らの施設内だけで8万症例に及ぶレジストリを構築し，術式間の治療成績を比較することで，質と効率のよい治療法を選択している。こうすることで，再手術となる症例数を削減し，患者にとってのアウトカムの質を高めるとともに，医療費の削減にも成功している。このような高度なデータ分析を行うために100名以上のデータ分析専門部隊を有し，毎年多数のプログラムを検証しているそうだ。また，KPヘルス・コネクトでは，治療だけでなく診断・予防・予後を含む全てのケアチェーンを通じて医療データを一元管理し，個々の患者に適した自己健康管理を行うための予防や，傷病の対処法に関する基礎知識を提供している。さらに，医師にオンラインで相談することもできる。

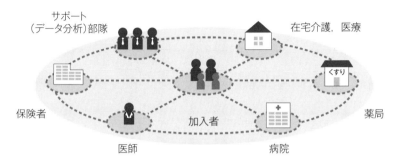

図表 2-3 最先端のヘルスケア IT システムの活用，関係者の利害一致で，医療の質と効率をカイゼン

カイザー・パーマネンテの例

サポート（データ分析）部隊

在宅介護，医療

保険者

加入者

薬局

医師

病院

----- 最先端のヘルスケア IT システム

最先端のヘルスケア IT システムの活用	患者を含む全関係者の利害一致
・全ケアチェーンを通じデータを一元化 ・データ分析により最適な医療を特定 ・ネットやスマホによる医療サービス提供	・保険者は費用対効果の高い医療行為を保険償還 ・診療報酬は従量制ではなく定額制 ・加入者も自己負担の増減で行動に制約

つまり，患者は自ら KP ヘルス・コネクトを通じて得た医療知識をもとにセルフケアを行い，オンライン相談で問題なければ施設での受診はしないため，コストのかかる医療機関での診療を最小化できるというわけだ。

　2つ目は，前述したように患者を含む関係者全体の利害の一致だ。カイザーに関連するステークホルダーの利害を考えてみよう。まず，カイザーの保険に加入する企業は，加入者すなわち従業員が健康であれば保険料が下がる。また，診療報酬は出来高払いではなく定額になっているため，過剰な医療サービスを提供することも避けられる。保険者としてのカイザーは，加入者が健康で病院にかからないほど保険金の支払いが減るという仕組みだ。このように，全てのステークホルダーにとって，加入者がなるべく健康でいられるようにする，そして万が一診療が必要になった場合には，最小のコストで最適な医療サービスを提供するという方向にインセンティブが働く仕組みとなっている。

日本では，今のところバリューベース・ヘルスケアの第3段階の例は存在しない。一方，米国は保険者も民間，病院も民間による運営が基本だ。いわゆる privately paid-privately owned というモデルである。そのため，前述のように優れたエコシステムがなかには存在する。欧州は逆に両方とも政府が保有する publicly paid-publicly owned のシステムであるため，政府のコントロールが効きやすい。日本は，保険は公的保険，病院は民間が多いので，publicly paid-privately owned といういびつな仕組みになっており，保険と医療の一体的な運営が妨げられていることは否めない。では，ステークホルダーの利害一致は日本では永遠に実現できないのだろうか。

　われわれは，徐々にではあるが，全ステークホルダーが最適コストで最適な医療を選択する仕組みに移行することは避けられないと考えている。すでに，大病院を紹介状なしに受診した場合には5,000円以上の初診料をとられるようになっている。これは，軽い症状であれば大病院ではなく近隣の診療所で受診してもらうなど，重症度に応じて最適な医療機関を選択することを促す仕組みのはじまりだ。急性期病院や回復期病院での入院では包括払い制度も定着しつつあり，決められた費用の範囲内で最適な医療を提供するインセンティブが働くようになっている。入院を超えて外来を包括化するという考え方もあながち絵空事ではない。

　さらに，2018年4月からは，国民健康保険の運営主体が従来の市町村から都道府県に移管された。地域内の機能別病床数などを定める地域医療計画の策定・実行も都道府県が主体であることから，都道府県に医療費管理の主体となってもらおうという国の意図は明らかだ。強制力をいかにもたせるかが課題だが，都道府県が疑似的な IHN の運営を期待されているのである。

　このような時代に選ばれる医療機関になるには，高度な医療を提供することだけではなく，費用対効果の観点で質と効率が高いことが必要になろう。先達の諸外国の動きを，これからの医療機関経営を考えるうえで参考にする必要があるのではないだろうか。

コラム ❶ ICHOM の取り組み

　グローバルベースでアウトカムの標準的測定指標を定義するための取り組みの１つとして，本章で触れた ICHOM という NPO の活動を紹介する。

　ICHOM は，共通の問題意識をもつ米ハーバード・ビジネス・スクールのマイケル・ポーター教授，スウェーデンのカロリンスカ研究所のマーティン・インヴァー教授と BCG が共同で 2012 年に設立した。ICHOM のミッションは，「主要な疾患に関して，患者にとってきわめて重要なアウトカム測定指標の世界標準を定義し，世界的にこれらの指標の導入と報告を促進することで，バリューベース・ヘルスケアの潜在的可能性を実現すること」である。主要な疾患のそれぞれについて患者視点のアウトカムの共通測定指標を開発し，その追跡・報告を促進することで，世界的にバリューベース・ヘルスケアを浸透させる触媒となることを目指している。ここで測定するアウトカムとは，症状の緩和・改善や余命の伸び，病気の予防などの医学的側面に加え，患者にとって大切なクオリティ・オブ・ライフにかかわるものも含まれる。

　ICHOM ではアウトカム指標の世界標準が定義され，その導入・報告が広く行われるようになれば，大きく３つの側面で進化が期待できる。

　まず，医療の質向上の機会がもたらされる。標準化された指標に基づくアウトカムデータを使って医師同士が世界規模で医療行為・技術，治療方法を比較評価できるようになり，相互に学び合い，ベストプラクティスを共有することが可能になる。結果として医療全体の質が向上していく。

　次に，こうした体系的な医療の質の改善が可能になれば，医療費削減という副次的効果が期待できる。多くの医師がアウトカムデータに基づいて治療の意思決定を行うようになれば，適切でない治療法や不必要な処置，最初の処置が適切でなかったための再処置を防ぐことができ，結果として医療費が削減できる。また，このモデルは保険者にも経済性向上の機会をもたらす。なぜなら，保険支払いの対象を費用対効果に応じて設定することが可能となり，不必要な医療費の支出を避けられるからである。

　さらに，患者にとって適切な情報を得たうえで治療にかかわる選択に関与できるようになる。従来，患者は医療機関や医師を評判などにより選んできたが，判断材料となる公正・正確なデータは存在しなかった。

標準化されたアウトカム指標と，それに基づく各医療機関・医師の実績が公開されれば，患者が適切な医療機関・医師を選択するためにそれらを活用できるようになる。また，現在は治療方法に関する情報には，医師と患者の間で相違がある。前述のように，患者と医師双方にとって参照可能な標準化されたデータが整備されれば，患者が適切な情報を得たうえで医師と相談するための基盤が築かれることになる。

　ICHOM は，世界の先進的医療機関，医師，患者代表，支払者（保険者），レジストリ作成機関，政府機関などさまざまなステークホルダーを巻き込んで，アウトカム指標の定義，導入・報告の促進に取り組んでいる[1]。ICHOM の指標を導入する医療機関も増加しており，世界 33 カ国の 650 の医療機関が ICHOM 指標を採用している。ICHOM は，2018 年には 24 の疾患についてアウトカムの標準的指標を定め，世界の疾病負担の 50% 以上をカバーしている（その後，2020 年時点では 28 の疾患へ拡大）。これらの概要は ICHOM のホームページで公開されている。2017 年 1 月には OECD と ICHOM が，国際的に比較可能な患者アウトカムデータの収集，グローバル標準の定義，分析，公開に向けて協働する旨の合意書を締結した。OECD の PaRIS（Patient-Reported Indicators Survey）という，加盟国間で治療の質を国際的に比較評価するための調査プログラムに，ICHOM の標準指標を組み込む取り組みが始まっている。

1　ICHOM の組織体制やアウトカムの標準的測定指標の概要は ICHOM のホームページ（http://www.ichom.org/）に掲載されている。

第 3 章

病院経営改革のアキレス腱

前章では，バリューベース・ヘルスケアにいち早く取り組んでいる国内外医療機関の先進事例を俯瞰した。事例分析を通じて明らかになったのは，アウトカムの可視化，医療機関の分業と連携ならびにステークホルダーの利害一致の3段階を経て，患者にとっての「医療の費用対効果」を向上させる取り組みが進化していることだ。本章では，このような取り組みをわが国で広く実現するうえでの阻害要因について考えてみたい。

第1のアキレス腱：総「総合病院化」

　わが国では，200床以上の急性期病院の多くが，病床数の多少にかかわらず総合病院を標榜している。医療圏内に1つしか急性期病院が存在しない地域であれば，中小病院であっても，総合病院として循環器内科，消化器内科から，外科，眼科，皮膚科，小児科，婦人科に至るまで，幅広い診療科を標榜するのは理解できる。しかしながら，県庁所在地クラスの地方都市を訪れると，大学病院，県立病院，市立病院に加え公的病院などが林立していることが多い。しかも，どの病院も同じような診療科体制を敷いていて，何が違うのかが患者の視点からはわかりにくい。

　この総「総合病院化」と呼べるような状況は，患者にとってわかりにくいだけでなく，医療の質や効率にも好ましくない影響を与えている可能性がある。第2章で言及したように，スウェーデンをはじめとする諸外国では，医療機関ごとの治療成績をレジストリと呼ばれる疾患ごとのデータベースに蓄積している。しかも，そのデータが公開されているため，医療機関ごとの質の差が外部からも一目でわかるようになっている。こうしたアウトカムの可視化により，医療機関には自院の得意領域に資源を傾斜配分し，治療成績を改善していこうとするインセンティブが働いている。このようなデータベースが存在すれば，医療機関ごとに何が強みなのかがわかりやすい。

　一方，わが国では日本外科学会によるNCD（National Clinical Database）

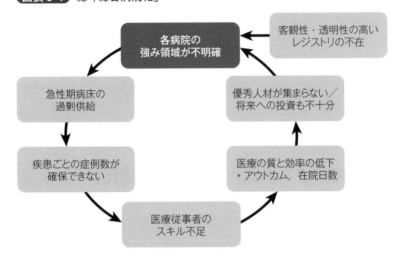

図表 3-1 総「総合病院化」

が始まり，アウトカムデータの蓄積は進みつつあるものの，広く一般に
データを公開するまでにはまだ時間がかかりそうだ。こうした客観性・透
明性の高いレジストリデータの不足が，わが国における急性期病床の過剰
供給状態を放置し，疾患ごとの症例が多数の医療機関に分散する事態を招
く要因の１つになっている。症例が分散すると医療従事者の経験値がたま
りにくく，医療の質や効率を向上させるうえでの大きな妨げとなる。ひい
ては，そのような医療機関では優秀な医師や看護師，技師にとっての魅力
もなくなって，人材が集まらなくなり，さらに強みがなくなっていくとい
う悪循環に陥るのだ（**図表 3-1**）。

第２のアキレス腱：都会ほど弱い地域連携

高齢化に伴って患者数が増えるなか，全ての患者を急性期病院で扱って
いては，要看護度が低い患者にまで看護度の高いサービスを提供すること
になるため，効率の点から大きな問題が生じる。医療設備や医療従事者な

どの資源を効率的に活用するには，患者の容体にあわせて最も適切な場所で，最も適切な医療・介護サービスを提供することが重要だ。

　前章で紹介した恵寿総合病院を中心とする「けいじゅヘルスケアシステム」のように，地方都市においては異なる病床機能をもつ医療機関間の分業と連携をうまく進めている例もある。しかし，一般的には医療資源の有効活用が課題となっている地域は多く，都会になるほど同じような機能や役割の病院が乱立し，診療フローを横断した施設間協業の実現は困難なのが実態だ。

　三大都市圏や政令指定都市では，複数の大学医学部が存在し，勢力を競い合っていることもあって連携がさらに進みにくい。その結果，特定機能病院や，それに準じる大型急性期病院であっても1日2,000人以上の外来患者を抱え，外来がパンク状態になっているところがよくみられる。その状況が現場の医療従事者にとって大きな負担となるのはいうまでもない。そのうえ，待ち時間ばかり長い割に医師による診察時間は1分程度なのだから，患者の満足度も決して高いとはいえない。もちろん，外来患者が全て高度医療の対象ならいいのだが，ある都心部にある特定機能病院で調べたところ，外来の40％程度は一般急性期病院やクリニックでもみてもらえるような軽症患者であった。

第3のアキレス腱：職種の壁

　チーム医療の必要性が叫ばれるようになってから久しいが，わが国における職種の壁はいまだ厚い。医療プロセスの意思決定では依然として医師が圧倒的に重要な位置を占めており，コメディカルと呼ばれる医療従事者はあくまでも補助的な役割を担うにすぎない医療機関が多くある。

　そもそもチーム医療は，米国でのがん治療を契機に生まれた概念だ。現代の医療では，がんは必ずしも手術や薬物治療で「すっきり」治るものではない。むしろ，術後に長期にわたる化学療法が必要な場合が多く，患者

の費用や肉体的，精神的な負担は大きい。乳がん手術では乳房を失うことによる精神的ダメージも伴い，前立腺がんでは失禁や勃起障害などの障害が残ることも少なくない。それを苦にしてうつ病になり，職場復帰が困難になることもある。いずれも医師1人で解決できる問題ではない。チーム医療とは，患者の全人格に対するケアを，薬剤師やソーシャルワーカー，臨床心理士も含めた専門家がチームとなって解決するために始まった考え方だ。

　第1や第2のアキレス腱は医療機関同士の役割分担の問題だったが，医療の高度化と複雑化に伴って，1つの施設のなかでも医療プロセスを通じて専門家が協力することが重要になってきている。例えば，済生会熊本病院では，早くからクリニカルパスを導入し，多職種連携の向上と臨床データの活用に取り組んできた。膨大な関連データを蓄積・解析するなかで，前立腺がん手術におけるアウトカムを比較して予後経過が良好かつ早期退院につながった例では，手術直後から痛みが許す範囲で早期にリハビリを開始していたことを発見した。看護師や理学療法士の観察事実と経験による裏打ちなしには，限定的な痛みであれば薬剤でコントロールしてでもリハビリを早期開始したほうがよいという判断はつかなかっただろう。

　多職種の協力体制を実現するにあたっては，システム上の課題も多い。情報共有の土台づくりは本来であればシステムの得意とするところだが，電子カルテや部門システムの大抵はただ紙を画面に置き換えた記録としての側面が強く，それぞれの診療ステップで行われる診療行為や業務を一気通貫してみえるようにはなっていないことが多い。システム自体が職種や部門ごとに構築されており，初診から退院に至る業務フロー全体を可視化し管理するという発想からは遠いのが実情だ。

　そもそも，組織全体におけるシステムのグランドデザインを俯瞰して構築し，実現している医療機関はごく少数であろう。院内では各部門がシステムを保有しデータが分散しがちである。電子カルテやラボシステム，画像管理システム，医事・会計システム，病床管理システムなどが別立てで管理・更新され，それぞれを部分的につなげる "建て増し方式" なのが多

くの病院のシステムの実態だ。例えば，同じ患者が診療科間をまたがって受診している場合に申し送りが発生するのは当然だが，いまだに紙で情報がやりとりされていることもあるくらいだ。

第4のアキレス腱：組織横断的な目標の欠如

医療の「質」と「効率」，両面の向上を実現するためには，第3のアキレス腱で述べたような組織内の多職種間連携を実現したうえで，さらに，ステークホルダーの利害を一致させる必要がある。利害が一致していない状況では医療の費用対効果向上という共通目標が，医療機関間および医療機関内の組織にまたがって共有されていない。

必要なのは，1人の患者が病気になる前の健康な状態をいかに維持するか（予防医療，プライマリケア），急性期から慢性期あるいは終末期へ移行する段階で最善の医療サービスをどこでどのように受けてもらうかといった包括的かつ全人的な視点で，医療の価値を向上させるための指標である。

例として病理診断結果の見落とし事故について考えてみると，患者に最善の治療を提供するという共通の目的をもたせたうえでの業務フローの設計がいかに重要かつ難しいかがわかる。病理医にとっては，診断結果を画面に入力した時点で業務が完了するのが現在の仕組みである。その結果を外来担当医が確認したか，患者に伝えたか，そもそも患者が外来診察に来院したか，治療が開始されたかといったその後のプロセスは，病理医が個人的にカルテを確認でもしない限りわからない。

医療安全の観点では，見落としの原因は単なる個人の確認漏れとは考えにくい。むしろ，現場の運用において職種や部署・組織の区切りが（ほぼ強制的に）業務プロセスの区切りとして設計されている場合，次の作業担当者との情報共有やフィードバックの仕組み，患者にとっての最終的なアウトカムは何なのかといった一気通貫した指標や，そのためのチェックポ

イントが設定されないことに原因があると思われる。

　医療事故の話は一例だが，業務フローは必ずしも 1 つの組織内の連携とは限らず，別の医療機関や施設とつながることも増えている。また，診療が遠隔で行われることも増えているだろう。業務の流れがより複雑化しており，経営から現場まで一気通貫した指標を設定する重要性が高まっているといえよう。

　ここまでの章でわが国の医療機関経営が抱える問題点を俯瞰し，バリューベース・ヘルスケアという解決に向けた取り組みについて概説してきた。次章以降，病院改革の阻害要因に鑑みた具体的な処方箋を考えていきたい。

第 4 章

まずは即効性ある打ち手で
収益力を高め，
次に構造改革に着手する

急速に悪化する医療機関の経営

　これまでの章はマクロの視点で，わが国を含む先進国では医療費の増大が財政を圧迫していること，医療先進国の成功例をみるとバリューベース・ヘルスケアに活路を見出せる可能性が高いこと，国内でも実際にそのような成功事例が出始めていることを述べた。本章からはミクロな視点で，各医療機関がどのような改革を進めていくことが必要かを論じていきたい。

　まず本章では，BCGの医療機関に対する支援経験に基づき，経営改革において何から着手すべきかを考えていく。

7割の医療機関が赤字

　本論に入る前に，わが国の病院経営の実態について少し紹介しておこう。全国公私病院連盟の2018年の調査によれば，回答のあった自治体病院，その他公的病院，私的病院を含む国内の644病院のうち，7割を超える病院が赤字である（**図表4-1**）。

　赤字の理由は個々の施設によってさまざまだが，共通する要因として，第1章で述べた消費税率の引き上げの影響や，過去数回の診療報酬改定の逆風がある。

　なかでも400床未満の病院は厳しい経営状況にある。その主な要因は，固定費の割合が高い収支構造である。固定費の内訳は，建物や設備，機器にかかる費用，医師や看護師など医療スタッフの人件費などで，病院の場合，人件費が大きな割合を占める。多くの病院で固定費の割合が医業収益（売り上げ）のおおよそ7〜8割に及び，総合病院として一定の診療科数を維持しようとすれば，病床数にかかわらず一定水準の固定費が発生する。したがって，規模の小さな病院ほど固定費の割合が大きくなり，小・中規

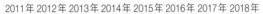

図表4-1 黒字／赤字病院の推移

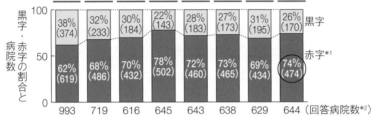

7割を超える医療機関が赤字に陥っている

＊1：1ヵ月分収益－1ヵ月分費用≧0は黒字，＜0は赤字の扱い
＊2：調査対象は，全国公私病院連盟に加盟している団体に所属する病院と日本
　　病院会（2011年〜2017年）に加入している病院
注：各年の6月分の集計数値；病院数は回答のあった医療機関の合計

（出所：全国公私病院連盟・日本病院会，2011〜2017年，「病院運営実態分析調査の概
　　要」，全国公私病院連盟，2018年，「病院運営実態分析調査の概要」）

模病院ではブレイクイーブンを超えるのが大規模病院よりも難しい傾向に
ある（**図表4-2**）。

　さらに，医業収支構造を図示したのが**図表4-3**である。医業収支は外
来と入院に分けられる。外来収益は医業収益全体の3割程度にとどまるう
え，経営規模にかかわらず赤字であり，現在のフリーアクセス構造では収
支改善への解決策を見出しにくい。

　改善余地が大きいのは，医業収益の7割を占める入院にかかわる部分で
ある。入院の医業収支のコストサイドは固定費と変動費に分けられる。前
述のように，固定費は人件費が大きな割合を占め，その他建物や医療機器
などの減価償却費がある。

　変動費のほとんどは材料費（薬剤費や医療材料費），委託費である。収益
サイドは「患者1人あたり1日単価×年間入院患者数」と因数分解でき，
延べ患者数は「病床数×病床利用率×病床回転率」に分解できる。病床回
転率は「365日÷平均在院日数」であり，在院日数が短いほど収益向上に
つながる。

図表 4-2 病床数と医業収支率の関係／病床規模と固定費割合の関係

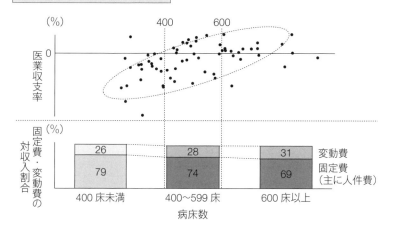

病院事業は固定費ビジネス

図表 4-3 医業収支の因数分解

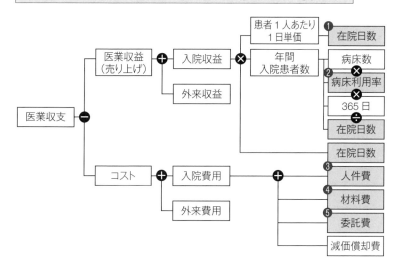

DPC 病院収支改善のドライバー：
①在院日数，②病床利用率，③人件費，④材料費，⑤委託費

さらに，DPC 方式では入院期間が長くなるほど 1 日あたり診療報酬が

下がるように設計されているので，入院期間を短くして回転率を上げたほうが入院単価においても有利になる。このような構造から，①在院日数，②病床利用率，③人件費，④材料費，⑤委託費の5つの因数が入院の医業収支を大きく左右するのである。

したがって，高い固定費をカバーし，利益を上げるためには，病床利用率と病床回転率を上げる必要がある。しかし，小・中規模病院は大規模病院に比べ，患者集めにも苦戦を強いられる傾向がある。一般的に，多数の診療科をもち，スタッフの人数が多く，設備も充実している大規模病院のほうが小さな病院よりも患者に選ばれやすいからだ。小・中規模であっても明確な強みや特徴をもち，経営面でも好業績を続けている病院も存在するが，そうでないと淘汰されやすい状況にある。

また，公立病院（自治体病院）には，病床数にかかわらず，交付金なしでは経営が立ち行かないケースが多くみられる。先ほど紹介した全国公私病院連盟の2018年調査によると，自治体病院318病院のうち9.7％が黒字で，90.3％は赤字である。この状況から一刻も早く脱すべく，交付金なしの黒字化および独立経営を目指して経営改革努力をしている医療経営者もいる一方で，交付金に頼り切っている現状にいまだに危機感を抱いていない病院があるのも事実だ。

これらの背景には，地方自治体病院ではスタッフが自治体の職員で構成されているケースが多く，定期的な異動で人が入れ替わってしまうため，長期的視点をもち，経営改善にかかわることのできる人材がどうしても育ちにくいという状況もある。

もちろん，プロパーの職員として長期的に病院の運営に携わり，医療の質の向上や経営効率の改善に向けて尽力している優秀な人材がいるのも事実だ。しかし，そうした人材は病院の規模に対し少人数であることが多く，マンパワーを考えると大きな経営改革を実行していくのには限界がある。

黒字化実現のカギは実行力

　ここまで病院経営の現状について説明してきた。ここからは経営改善に向けて，実際に何ができるかについて考えていきたい。

　経営改善に尽力しても，「患者数が増えて医業収益（売り上げ）も上がり，以前よりも忙しく一生懸命働いているのに，利益が下がり赤字になったとたたかれ絶望的になる」という状況に陥ってしまうケースもあるだろう。しかし，なかには経営改善をしてこのような苦しい状況から脱却し，3割弱の黒字グループの仲間入りをした医療機関も存在する。何が成功の秘訣だったのだろうか。

　実は，利益を上げるために何を実施すべきかはすでに明らかである。先にみた収支構造を思い出してほしい。収益を上げるためには，患者数，患者あたり単価を増やす。DPC 病院であれば DPC 係数を高める。コストを抑制する方策は，最大費用である人件費（コスト全体の5割超）や委託費を最適化すること，その他の変動費（薬剤費，医療材料費など）や投資を最適化することに尽きる。

　さらに具体的にいうと，収益向上の施策としては，施設の収容数やスタッフ数は決まっているので，病床利用率を上げること，そのためにマーケティング活動や医療連携を強めて（単価の高い）入院患者数を増やすこと，患者あたりの在院日数を最適化することなどが挙げられる。

　コスト面の施策としては3つの領域が考えられる。まず第1に，固定費削減策として，人員数の削減，人件費（＝給与）単価の削減，新規設備投資を控えることが挙げられる。

　第2に，先ほども述べたように病院は固定費ビジネスなので，固定費である医療機器や建物をリースに変更して変動費化することもコスト効率向上に有効である。

　第3は変動費の削減で，医薬品・医療材料の共同購入や統一化，外部委託費削減が挙げられる。

病院経営に携わる読者には既知のことであろうが，簡単に全てを解決できる方法は存在しない。地道に複数の施策を実行し，収益を向上させ，無駄を省き，経営効率を改善するしかない。

　では，黒字化に成功した医療機関とその他の医療機関とでは何が違うのか。端的にいうと「どこまで実現できたか」が違うのである。やるべきことはわかっていても，7割の赤字の病院では先ほど述べた施策を実行できていない。

　その代表的な理由として挙げられるのは，医療スタッフによる反対意見である。例えば，病院経営者が人員削減を提案すると即座に「こんなに忙しいのに人数を減らすなんて言語道断。減らすなら辞めて他の病院に行く」と現場で働く医師や看護師から大反発を受ける。給与単価を最適化する提案をすると「そんなことをしたら優秀な人材から辞めてしまう」との反論が出る。

　もしくは，医療材料コストの最適化のために，例えば手術で使う糸を安価なものに変えるという提案があったとする。この際，病院経営側も配慮して，数名の医師が現在使っている高い糸に比べ，コストは安いが機能的には遜色のない糸を提案する。しかし，「使い慣れていないものを使うと事故が起きるリスクが高まる。そうなった場合に，責任がとれるのか」という反論が出て，結局現状を維持せざるを得なくなる。

　いずれもそれなりに説得力のある反論であるため，現場の反対を押し切ってコスト削減策を実行に移すのはきわめて難しい。また，収支向上策にしても，実現するには構造的な改革や革新的な取り組みが必要となる場合が多いため，こうしていざ改善策を実行しようとなると，さまざまな壁に阻まれ，結局企画倒れになってしまうのである。筆者もこうした挫折例を多くの医療機関で見聞きしてきた。

　それでは，どのように収支改善を実現していけばよいのだろうか。変革の定石として，まずは危機感を醸成したうえで戦略を明確化し，短期的な成功を重ね，そのうえで成果を活かしてさらなる変革を推進するというス

テップを経ることが効果的である。しかし実際には，本章で述べたような厳しい経営環境から危機感を抱いてはいるものの，全体の戦略が定まらないまま各部署レベルの単発の取り組みに終始し，一部では小さな成功が得られたとしても，組織横断的に動く段階でつまずいてしまう病院が多いのではないだろうか。次章では，短期的な成功を目指す際に有効な，即効性ある収支向上策を紹介する。

第 5 章

即効性ある
収支向上策とは

前章で述べたように，組織全体の変革を目指していく第一歩として，即効性ある収支向上策も存在する。本章では，その代表例として以下の5つを紹介したい。

　　1）外部委託費の最適化

　　2）人員配置の最適化

　　3）共同購入の推進

　　4）診療報酬の請求漏れ防止

　　5）選定療養費の拡大

1）　外部委託費の最適化とは，清掃・警備，IT業務などの委託仕様内容を見直し，業務量あたりの単価を見直すことだ。外部委託費は病院ごとに委託内容が異なり，病院側で適正水準を把握しづらいため，最適化についての検討が進んでいない病院が数多くある。

　　この外部委託費の最適化には複数の対策があり，収支改善に与えるインパクトも比較的大きい。一定の規模以上の病院の大半は外部委託を利用しており，この部分を検討する価値はある。

2）　人員配置の最適化とは，院内および外部委託も含めた業務分担の見直しにより，人件費の圧縮や施設基準の取得などを実現することである。各診療科にあわせて医師，看護師，看護補助者／助手，外部委託のそれぞれの業務プロセスや役割分担を個別最適化してしまっている場合が多くみられる。人件費が高い医師・看護師がその専門性を必要としない業務まで担っていることがないか確認すべきだ。こうしたケースでは，他職種への業務移譲を進めることで人件費の圧縮が実現でき，同時に役割分担を見直すことで働き方改革にもつながる。

3）　共同購入の推進とは，医薬品や医療材料を他施設とまとめて発注することで購買力を高めることである。医薬品や医療材料そのものを変えると医療現場の反対を招くが，まとめて購入してボリュームディスカウン

トを実現することについては医療現場の理解を得やすい。

4）　診療報酬の請求漏れ防止とは，実際にはある診療行為をしているにも
かかわらず請求していないケースや，本来なら患者のために行うべき医
療行為が，運営体制・人員配置が十分に整っていないため実施できてい
ないケースを対象に見直しを行うことである。実際，多くの病院で請求
漏れが発生している。原因は，医師と事務方の連携ミスや，診療報酬請
求を管理するための人的資源が不足しているなどさまざまだ。例えば，
救急部に対しては事務部から人を派遣して加算取得を徹底しているもの
の，救急部を経由せずに直接診療科へ入る救急患者の場合にはチェック
体制が行き届かないため取りこぼしが生じている場合もある。複数の診
療科がある病院は，眼科や産婦人科，小児科といった一部の診療科で加
算がとれていない場合はないだろうか。

　また本来なら患者のために行うべきで，かつ診療報酬を請求できる医
療行為を病院側が十分に遂行していないというパターンもある。その一
例として，薬剤の管理指導が挙げられる。薬剤師が薬剤を処方する際，
患者に対して管理指導を行うことになっているが，病院によっては薬剤
師への指導が徹底されておらず，管理指導が行われていないケースがあ
る。この場合，患者は薬剤に関する十分な説明を受けられず，また病院
側としても当然，管理指導料を請求できないことになる。

5）　選定療養費の拡大とは，差額ベッド収益を最大化することである。個
室代の見直しや4床差額室の導入に加えて，差額ベッド代の減免率の低
減により増収をはかるなどの施策がある。

　どの医療機関でもある程度の差額ベッド代の減免率が生じているなか
で，最適な水準が把握できずに，「重症個室が少ないので減免している」，
「感染症が多いので減免率が高い」と諦めている場合も少なくない。実
際には診療科ごとに減免率を分析すると，本当に減免せざるを得ない理
由もあればそうでないものもある。そうした，本来は不要な減免を防ぐ

ことで減免率が半減した事例もある。

これら5つの改善策は医療現場の反発が出にくく，かつ比較的短期間で成果を出せる可能性がある。もともとは7割超の赤字グループにいて，最近3割弱の黒字グループの仲間入りをしたある病院は，構造的な施策を混在させずに即効性ある施策から着手して黒字化を実現している。

委託費最適化，人員配置の最適化，医薬品・医療材料の共同購入，診療報酬の請求漏れ防止，差額ベッドの収益増の5つの合計で，600〜1,000床規模の病院であれば数億〜10億円程度の収支改善（単年の損益計算上でのインパクト。基本的には経年で持続する）を実現できる（**図表5-1**）。これをやるだけでも黒字化できる病院がかなりあるはずだ。

こうした即効性ある施策をまず行い，それらを全て実行して比較的早期に成果を出した後で，さらに収支改善を求める場合には構造的な施策に入っていくことが望ましい（**図表5-2**）。他にできることを全て実行した病院では，構造的な施策の実行について医療現場スタッフの反対が相対的に起こりにくいからだ。

図表5-1 BCG支援による収支改善インパクト例

開設主体	病床規模	取り組み内容	収支改善額
民間	700床	委託費最適化，人員配置の最適化，差額ベッドの収益増	10億円
国立	1,000床	委託費最適化，人員配置の最適化，差額ベッドの収益増	7億円
公的	700床	委託費最適化，人員配置の最適化	3億円
国立	800床	委託費最適化，人員配置の最適化，差額ベッドの収益増	3億円
公的	600床	委託費最適化，人員配置の最適化	2億円
公的	600床	委託費最適化，人員配置の最適化	1.5億円
公的	600床	委託費最適化，人員配置の最適化	1.5億円
公的	700床	委託費最適化，人員配置の最適化	1億円
公的	500床	委託費最適化，人員配置の最適化	1億円
公的	400床	委託費最適化	0.5億円

図表 5-2 実現までの時間軸で打ち手を分類

	即効性ある施策	構造的な施策
コスト最適化	外部委託費の最適化	医薬品・医療材料費の統一化
		建物資産のリース化
		医療機器のリース化
		空き病床の外部への運営委託
	医薬品・医療材料の共同購入の推進	人員数の削減
		給与単価の削減
		新規設備投資凍結
		買い替えサイクル延長
収入益向上	人員配置の最適化	医師あたり新入院患者数増加
		平均在院日数短縮
	診療報酬の請求漏れ防止	入院患者1人1日あたり単価増加
	選定療養費の拡大	外来患者1人あたり単価増加

　ここからは，この5つの即効性ある改善策のなかから「外部委託費の最適化」，「人員配置の最適化」，「選定療養費の拡大」について具体的に説明していく。

外部委託費の最適化1：清掃・警備，IT業務

　外部委託費は病院にとって一般企業よりも高くなりがちな項目である。この要因の1つは，外部委託費の主要な費目が多岐にわたり（**図表5-3**），十分な管理ができていないことにある。外部委託費が高いケースでは，委託する業務が過剰になっている場合と，業務あたりの単価が高い場合があるが，そもそも委託している業務の詳細を病院が把握できていないことも多い。

　ここではBCGが支援した経験のなかから「清掃・警備，IT業務」，「リ

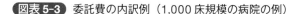

図表 5-3 委託費の内訳例（1,000床規模の病院の例）

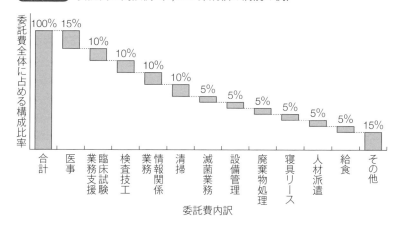

ネン類」，「SPD（院内搬送）」の３つの領域での委託費削減手法について事例を交えながら紹介したい。

　最初に紹介するのは，特に多くの病院で似たような状況がみられる清掃・警備およびIT業務の委託費削減のアプローチである。

　ある病院の場合，清掃・警備業務の委託仕様書に業務ごとの詳細な資源・人員あたり単価が記載されていなかった。このため，事務方では委託費が高いことは把握していたものの，業者と交渉しようにも，ただ安くしてほしいという依頼しかできず業者側に応じてもらえなかった。

　そこで，業者に業務ごとの業務工数と人員あたり単価を提出してもらい，詳細な業務内容を把握した。この詳細な仕様書をもとに不要な業務がないかを精査し，さらに複数業者から相見積もりをとった。すると，職員宿舎の警備にかける人員を「日勤＋夜間」体制から住み込みに変更することで，必要業務量を削減できることがわかった。

　また，清掃業務の価格設定についても多くの改善点がみつかった。まず，平方メートルあたり単価を周辺の医療機関と比較すると，この病院の契約単価は他病院よりもかなり高く，大幅に削減できる余地があることが

わかった。

　次に，契約内容を細かく分解して「見える化」する分析を行った。この分析にあたっては，一般企業でコスト管理に用いる精緻な契約仕様マップを手本にして，「区画×清掃メニュー」のマトリクスで契約の仕様を具体的に把握していった。清掃の種類を，カーペットの清掃，床の掃き掃除・拭き掃除から，鏡拭きや机上拭きまで数多くのメニューに分け，また，清掃の対象となる区画もトイレから事務室や応接室まで細かく分類した。そして各区画に必要なメニューを特定し，区画ごとの面積，単価も明確化していった。

　こうして契約内容を緻密に管理することにより，過剰業務を削減したり，業務あたりの単価を引き下げたりすることが可能になり，結果，この業者への委託費を30％程度削減することに成功した。

　別の病院のIT業務の例では，電子カルテのシステム変更に向けてハイスペックな人材を毎日常駐させていたが，契約が自動更新になっていたため，システム変更の山場を越えてからもこの人材が毎日常駐し続けていた。しかも，どのような業務を行ってもらっているか，誰も内容をきちんと把握していない状態であった。

　そこで業者にスケジュールをヒアリングし，1週間の時間の使い方を可視化したところ，このハイスペック常駐員は当初期待されていたシステム変更に向けた業務の残務に加え，本来は内部職員が対応すべきベンダー間のスケジュール調整などの庶務も行っており，委託業務の半分が内部で対応可能な業務であることが判明した。結果として，内部職員でも対応可能な業務は内部職員が行い，常駐員は曜日を指定して配置してもらうこととし，委託費用を大幅に削減することに成功した。

　このように，委託業務内容・費用を可視化して新たな視点で見直すとともに相見積もりをとることで，不要な委託業務の削減や業務量の最適化，単価の削減を実現できる可能性が高い。「業者を変えると委託業務の質が

下がる」「院内のルールを教育するのが大変」などという声をよく聞くが，実際には，相見積もりをとることで既存の業者が仕事を失わないために価格を下げるケースも多い。仮に業者を変更したくない場合でも，相見積もりをとることで競争原理を働かせるという効果が得られる。BCGが支援したケースでは，現行業者との契約内容を見直してコスト削減できた例も，他の業者を探して比較評価したうえで新しい業者を導入し，最終的にコスト削減を実現した例もどちらも存在する。

　また，「地方なので引き受けてくれる業者がいない」という声を聞くこともある。このような場合も，業務詳細を「見える化」したうえで積極的に病院から声をかければ，今はその地域でサービスを提供していなくても参入を検討してくれる委託業者が存在する場合が多い。

外部委託費の最適化２：リネン類の購入・リース，管理・洗濯方法

　リネンの購入方法・管理も委託費削減の余地がある領域である。例えば，医師の白衣の購入・リースや管理・洗濯の方法にも数パターンの選択肢があるが，使用する医師たちの使い勝手やコストをきちんと検討したうえで選択している病院は多くない。各病院の状況に応じた最適な方法を選ぶことで，医師の利便性向上とコスト削減を同時に実現できる。

　まず，購入方法には，①病院側がまとめて購入して医師に支給，②医師が各自で購入，③購入はせずにリネン業者からリースと，大きく分けて３通りの方法がある。また，洗濯後の納品のしかたも，畳んで袋に入れる，ハンガーでつるすというように複数の選択肢がある。さらに，刺しゅうの名入れなどの細かいオプションもあり，コストに違いが出てくる。どの方法や形式が現場にとって利便性が高く，コスト効率がよいかは各病院の状況によって異なる。

　ある病院の例では，現場の医師の生の声を聞き，彼らの利便性を高めると同時に，病院経営側にとってもコスト効率を向上させることができた。

もともとは病院側が特定のデザインの白衣を一括して購入していたが，別の病院に出向して勤務する医師が多いこの病院では，医師が各自で選んだ白衣を自身で購入するほうが「使いまわしがきくため」受け入れられたのである。

　また，サプライヤーのコスト構造に着目することで病院側のコスト削減がはかれる場合もある。リネンサプライ事業者は大規模なクリーニング工場をもっており，各病院と工場の間でリネン類を頻繁に輸送するため，工場の立地によって物流費が異なる。全国規模で展開している企業もあれば，一部地域のみでサービスを行っている企業もある。個々の病院の地理的条件により物流面で最適な業者は異なり，必ずしも全国規模で展開している大手事業者のほうが低コストとは限らない。現行の事業者の工場が病院から遠く離れた地域にある場合は，近くに工場のある業者に変えることでコストをかなり低減できる。

　さらに細かく例を挙げると，クリーニングで血液などのシミ抜きが基本契約に含まれている場合と，オプションとして付加されている場合がある。シミ抜きのニーズが頻繁にあるにもかかわらずオプション契約になっている場合は，見直しによりコストを削減できる。

　長年の契約をあたりまえのものと思い込み，まったく見直しをしないで更新し続けるのはよくあることだが，現場での使用状況に即してつぶさにチェックすることでさまざまな削減機会が見出せる。単価が低いものでも数量や回数が多ければ，合計すると相当なインパクトが出る。

外部委託費の最適化 3 ：SPD（院内搬送）

　どの病院でも病院内の多様な物品の搬送業務を誰が担うべきかという点は悩みの種だ。前述した清潔・汚染リネンの他に，検体，医薬品，調剤，診療材料，医療機器，事務用品，伝票類など多種多様な物品が搬送され，その搬送頻度や緊急度も幅広い。

看護師不足や看護師の負担軽減に起因して外部委託の活用を広げている病院も多いが，外部へ委託する前に，何を内部で搬送し外部へ委託するかを仕分けしなければSPDの外部委託費が膨らんでしまう。次にその事例と改善策を紹介したい。

　ある病院では，緊急度にかかわらず全ての物品に対し，定期便としてメッセンジャーが2時間おきに全病棟を巡回しながら届ける体制が組まれていた。搬送品は委託仕様で規定していたが，長年の運用のなか，「いつも病棟に来てくれるので，これもついでに運んでください」と各病棟の判断で勝手な依頼がなされるようになってしまい，搬送する物品は増えていった。そのため，契約更新の度に外部委託会社から搬送担当の人員増を要求され，委託費用も毎回膨らんでいった。契約担当者が現場に相談しても「看護師の人数が定数割れして忙しいので難しい」と言われるとそれ以上言い返せず，外部委託会社からの増額要求を泣く泣く飲むといった状況であった。

　そこで，BCGのチームが実際に運ばれている物品を時間帯ごとに調査したところ，朝一便と夕方最終便以外は積載量が著しく低いことが明らかになった。さらに背景を調べると，各病棟でも日中帯は搬送量が少ないことに気づいてはいたが，病棟から医事課への伝票類は早く届ける必要があるため，高い頻度で院内搬送を運用することが不可欠となっていた。一方，伝票類以外の物品については急ぎで運ぶ必要がなく，日中帯は積載量も限られていたことから，搬送頻度を落としても問題ないことが判明した。そこで，伝票類を電子カルテ上の運用に漸次切り替えていき，紙運用を削減するとともに，搬送頻度の見直しを行ったことで外部委託費の削減に成功した。

　また，別の病院では24時間体制の院内搬送を外部委託していたものの，調査の結果，深夜帯に緊急で必要になった物品が運ばれるケースはまれであることがわかった。そこで，24時間搬送をやめ，深夜には看護師が自らとりに行くように運用ルールを変更することで，外部委託費を下げることができた。

これらの事例に共通しているのは，運用を工夫して内製化することで委託費用を抑えられたということである。工夫の方法として上記以外にも，各病棟の定数の見直しや看護補助者の活用も挙げられる。各病院の実態にあわせた運用の見直しを進める必要がある。

人員配置の最適化

厚生労働省でも以前より「医師及び医療関係職と事務職員等との間等での役割分担の推進」[1] として，各職員が各自の専門性を発揮できるよう，関係職種間の役割分担の一例を提示している。一方で，現実としては慣習や診療科間の壁を乗り越えられずに，昔からの業務プロセスが引き継がれている場合が多くみられる。例えば，外来で多くの看護師が事務的な業務に追われているものの，診療科独自の業務プロセスが複雑なため医事委託や医師事務作業補助者へ切り出せなくなっていることがある。そこを看護師が不足しがちな病棟へ配置転換できれば，患者ケアのための医療資源を手厚くすることができ，施設基準の取得も可能になるかもしれない。また，一般的に「看護師＞看護補助者＞医事委託」という人件費差があるため，看護師に任せなくとも他職種でできる業務があれば切り出していくことが望ましい。

このように，院内および外部委託も含めた業務分担の見直しには多くの収支改善機会が埋もれていることが多い。ここでは，抜本的に業務プロセスを変えないまでも収支改善につながる，即効性のある取り組みに絞って紹介したい。

ベッドメイキング業務，診療材料・医療機器・検体などの搬送業務，ナースステーション内の清掃業務は外部委託が多い。これらの周辺業務

---

1 厚生労働省，2007年12月28日，「医師及び医療関係職と事務職員等との間等での役割分担の推進について」（医政発第1228001号）

は，いずれも看護補助者として認められている業務に該当する。

BCGの経験からいうと，身体介助を中心としたヘルパー業務を看護補助者に任せる傾向が強く，周辺業務を切り出すことは想定されていないことが多い。ヘルパー業務を行う看護補助者と周辺業務のみを担う看護補助者を同じ職務・職名で採用しようとせずに，時給差をつけることも含めて別の職名として運用することで，採用のしやすさも大きく改善する。

ただし，病院・病棟ごとにも看護師・看護補助者の充足度合いはさまざまであるため，一律の解決策はないと考えられる。どのような役割分担が最適かを個別事情にあわせて設計することが実現可能性を上げるカギになるといえよう。

BCGが支援した医療機関でも多くの看護補助者と外部委託の役割分担を見直す取り組みを実施してきた。**図表5-4**にあるとおり，5〜10名単位（月間の看護補助者の業務時間としては300〜1,000時間相当）で外部委託から看護補助者への業務移管を進めてきた。

BCGが看護補助者の採用方針の立案や見直しを支援することもあるが，多くは委託内容をそのままに，契約形態のみを派遣契約へ切り替えることで，既存の外部委託の人員をそのまま受け入れて看護補助者としての登録を実現している。

これらの取り組みを推進するためには多くの課題があるのも事実で，看護補助者の運用体制の見直しが必要になる場合がある。具体的には，誰が看護補助者の採用管理，教育，業務時間管理を行うかという点が挙げられ

図表5-4 BCG支援による業務改善インパクト例

病床規模	役割分担の見直し内容	捻出した業務時間
700床	リネン搬送業務のうち，ベッドメイキング業務の委託を内製化	1,000時間
500床	病棟事務クラークの業務内容を整理したうえで，事務作業を行う看護補助者として登録	400時間
700床	院内搬送のメッセンジャーのルートを再設計し，病棟・薬剤部間の搬送業務を内製化	300時間

る。これらの運用体制については，看護部，人事・総務部の間で意思疎通がはかれずにきちんと管理されていない事例もみられる。看護師と異なり，看護補助者は新卒者の採用ルートでは集められず，介護施設とも奪い合いになっているため，定数を埋めるのに苦労している医療機関が多い。一方で，採用できたとしても教育体制が不十分で離職率が高止まりしていることも多い。結果として，看護部では「採用が追いついていない」とみているのに対し，人事・総務部では「せっかく採用しても面倒をみてもらえない」と考えており，院内の看護補助者の人員数を増やす方向に双方が連携していない現状がある。こうした課題を乗り越えられれば，短期間で役割分担の見直しをはかることができる。

選定療養費の拡大 1：差額ベッド収益の最適化　価格設定見直し

　次に，収入面の向上策の 1 つである入院の際の入室費用「特別療養環境室料」，いわゆる差額ベッド収益の最適化の例を紹介したい。個室か複数の患者との相部屋かによって料金設定を変える程度で，差額ベッドが患者ニーズに沿った最適な数量・価格設定になっていないケースが多い。

　ある病院では，差額ベッドの価格や数を近隣の病院と比較したところ，自院の差額ベッドの数が非常に少ないことがわかった。近隣の病院では 2 人部屋や 4 人部屋の窓側も差額ベッド化することで，患者が自ら療養したい環境を柔軟に選択できる余地があった。一方，この病院では高額な個室か無償の 4 人部屋かのいずれかしか選択肢がなかった。

　患者のなかには，「選べるなら 4 人部屋でも窓側がよい」という声があることもわかってはいた。しかし，4 人部屋の窓側で比較的安価な差額ベッド代を設定すると，現在高額な個室差額ベッドを利用している患者がそちらに流れる可能性もあり，どの程度の価格帯で，どの程度の数の差額ベッドを設定するのが最適か判断できずにいた。

　そこで院内の患者を対象にアンケート調査を行い，差額ベッドの価格に

ついて複数のパターンを設定した場合，各パターンでどのベッドで療養したいかをたずねた。例えば，パターンAでは4人部屋の窓側を5,000円に設定，パターンBでは同じベッドを1万円に設定，といった具合である。その結果，一般的に医療保険でカバーされる5,000〜1万円程度の費用であれば，差額ベッド代を払っても窓側等条件のよいベッドを使用したいという患者が多いことがわかった。

　このアンケート結果をもとに，患者のニーズを満たしつつ，病院の収益を向上させるためにはどのような価格設定やベッド数が最適か，シミュレーションを行った。この病院は，こうした調査・分析をもとにした差額ベッドを導入することで，患者の満足度を上げるとともに利益を数億円改善することに成功した。

　ここではわかりやすいように単純化して紹介したが，実際にBCGが支援する場合は，一般企業を支援する際に用いる精緻なプライシング（価格戦略）の分析手法を活用して，周辺病院との競争も視野に入れながら患者の価格感応度をかなり細かく分析する。分析結果をもとに，顧客満足と利益を最大化できる価格体系を設計し，その適用を支援していく。

　差額ベッド導入にあたっては，「必要となる資金がない」という声も聞く。しかし近年では，差額ベッド収益の一部を還元する形で，差額ベッドに必要な設備を初期投資なしで提供するモデルをもつベッドメーカーも出てきている。

選定療養費の拡大2：差額ベッド収益の最適化　減免率低減

　減免率を適切な水準にまで抑制することで，病床規模にもよるが，年間数百〜5千万円規模の収益改善につなぐことができる。BCGの経験に基づくと，病院によって5〜10％程度減免率を抑制できると考えている。

　減免率が適切に管理されていなければ，本当に個室を必要とする患者が現れたときに，実際には個室に入る診療上の理由がない患者が，減免によ

り先に利用していたといった事態も起こりうる。これでは患者満足度の観点からもマイナスになってしまう。

減免率に関する業務プロセスを順に辿ると，①患者への個室希望調査，②減免の院内承認，③減免の延長手続き，④事後のモニタリングに分けることができる。どのプロセスにおいて減免率が悪化しているかを理解することから始めなければ，有効な打ち手につなげることができない。また，原因が1つとは限らないため，複層的に解決策を積み上げなければ改善にはつながらない。

患者への事前説明として「①患者への個室希望調査」を丁寧に行わなかったために，後々トラブルになることが増えている。背景には，厚生労働省からの通知[2]にあるとおり，減免の基準がより厳格化され，病院にとっては不用意に差額ベッド代を請求できないことがある。個室希望の調査票を工夫することで，潜在的に個室を希望している患者も事前に把握できるようになり，効率的な個室管理が可能になる。

患者の入院後には，各病棟の判断で簡単に減免を行えないように，「②減免の院内承認」ではしかるべき職位からの承認を必要とするのが望ましい。なかには，院長が一つひとつ申請事由に対して適切な減免であるかを精査することで不必要な申請を抑制している病院もある。

一度減免した後でも，長期間の減免がまかり通る状況になることを避ける工夫が求められる。「③減免の延長手続き」については，3〜5日単位で減免申請を改めて提出することを義務づければ，術後から退院までの全期間にわたり減免され続けることを抑制できる。

これらの減免申請状況について「④事後のモニタリング」を行い，定期的に院内で「見える化」し，各病棟・診療科で互いにモニタリングすることで，病棟・診療科同士で減免申請を適切に運用することが不可欠である。

----

2 厚生労働省，2018年3月5日，「「「療担規則及び薬担規則並びに療担基準に基づき厚生労働大臣が定める掲示事項等」及び「保険外併用療養費に係る厚生労働大臣が定める医薬品等」の実施上の留意事項について」の一部改正について」（保医発0305第6号）

即効性ある収支向上策の重要性

　経営の改善には，ここまでみてきたような即効性ある施策を推進することで，短期的な収支改善を成し遂げ，そのうえで根本的な経営改善のための構造的な施策を実行していくという大きな流れが理想的である。即効性ある施策の実行にも，当然，事務方の大きな負担が発生するが，やりきることで次なる構造的施策を実行する際の医療現場からの反対が起きにくくなる。他の収支改善の施策は実行している状態なので，これ以上の収支改善を望む場合にもメディカルスタッフからの理解を得やすい。

第 6 章

VBHCに基づく病院改革1：
2025年医療提供体制改革
に向け事業モデルで
「強み」を描け

前章から，医療機関の経営改革を進めるうえでの具体的なアプローチを筆者らのプロジェクト経験に基づいて論じてきた。委託費の削減や体制加算収入の最大化など即効性ある打ち手に続き，本章からは，医療機関経営を根本から見直すことになる構造的な打ち手について考えていきたい。

2025年医療提供体制改革

　第1章でも述べたように，超高齢社会を見据えた医療提供体制見直しの大きな方向として，急性期病床を減らして回復期病床を増やす方針が政府から示されている。これまでの医療計画は，一般病床と療養病床の2区分だけで，需要に対する病床の過不足がみえにくいのが課題だった。しかし，2018年度から始まった第7次医療計画からは，もう一段，病床を細分化して把握することで医療ニーズに対する過不足がみえやすくなった。

　それまでの一般病床を機能ごとに分ける形で，高度な医療は高度急性期病床で，一般的な急性期疾患は急性期病床で，リハビリは回復期病床でと，病床の種類ごとに役割分担をはっきりさせ，最適な医療サービスを最適な場所で提供することで医療の質と効率を高めようというのが政府の狙いである。単純な病床削減ではなく，理想的な比率を保ちながら最適な病床数を目指すことが求められている。

　2015年6月には，自治医科大学の永井良三学長を会長とする政府専門調査会が，2025年における機能別必要病床数の推計を二次医療圏ごとに示している[1]。2014年7月時点の機能別病床数と比較すると，日本全国で高度急性期が6万床，急性期は18万床，慢性期は7〜11万床が過剰という見立てを示した。一方で，回復期は27万床が不足し，病床数全体では4〜8万床が過剰というアンバランスが存在することも示している。ただし，病床機能報告で得られた各機能の病床数はあくまで医療機関側が

----

[1] 医療・介護情報の活用による改革の推進に関する専門調査会，2015年6月15日，「第1次報告〜医療機能別病床数の推計及び地域医療構想の策定に当たって〜」

考える自院の機能の申告であるため，例えば，高度急性期と申告していても実際には回復期病床で療養すべき患者が含まれていたりするのが実態との指摘もある[2]。そもそも回復期でありながら急性期の医療資源を無駄に消費していること自体が問題であり，こうした「振り分け違い」を織り込みつつも，今後，国としては需要と供給の乖離を解消する方向に大きく進むことは間違いないだろう。

地域の需給ギャップから提供機能・病床数を決める必要性

このように病床機能ごとの需給ギャップが存在するなかで，中期的にみた自院の立ち位置を決めることが戦略的にきわめて重要になるのはいうまでもない。例えば，ある医療圏で，今後は急性期病床が過剰になると指摘されたとしよう。現状は，各種交付金も含めてなんとか収益的に成り立っていても，今後は競合する医療機関との間で患者の取り合いがおき，患者数ひいては医業収益（売り上げ）が減少する。もちろん，医療圏のなかで競争優位性のある診療科を豊富に有していれば，地域内の患者シェアを増やすことで増収につなげることも可能だが，通常は診療科ごとに優勝劣敗になる可能性のほうが高いだろう。

したがって，各医療機関においては，自院が存在する医療圏における病床機能ごとの需給ギャップならびに自院の立ち位置を把握したうえで，中期的な視点からどのような病床機能をどのくらいの病床数で提供するのかを決めていかなければ，不必要な患者獲得競争に巻き込まれてしまう。では，どのようなステップで検討するのがよいのだろうか。

まず，医療圏における人口動態と年齢階層ごとの罹患率を踏まえ，入院患者数の将来予測値と必要病床数を算出する。これを現状の機能別病床数と比較することで，需給ギャップを把握する（**図表6-1**）。前出の政府調査

----

2 厚生労働省医政局，2017年9月29日，「地域医療構想・病床機能報告における回復期機能について」（事務連絡）

会の資料を参考にするのもよいだろう。この際に留意すべきは，自院が存在する二次医療圏だけをみるのではなく，実際に患者が足を運ぶ医療圏全てを対象にすることだ。医療圏というのは行政が人工的に設定した領域であって，患者は医療圏の存在など意識せずに病院を選んでいる。開業医も，医療圏というよりは信頼できる懇意の専門医がいるかどうかで紹介先を選んでいるのが実態だろう。がんや難病等であれば，二次医療圏を大きく越えて患者の流出入があるのは周知のとおりだ。

　次に，対象地域において，自院が提供している病床機能に余剰がある場合は，競合病院の動きを加味したうえで，現状の機能を継続的に提供していくことが可能かを見極める。例えば，急性期病床の余剰が想定される地域であれば，診療科別に手術件数が競合病院より劣っていないか，病床にいる患者の重症度は低くないか，採用環境の観点から現状の医師・看護師の体制を質量ともに維持することが可能かといった情報を参考にする。

　全国的に病床が過剰になることが予想されている急性期病院では，病床数削減による得意分野への機能集中，他院との統合・合併，もしくは病床機能転換を迫られるケースが多いと考えられる。政府もこの動きを診療報

図表 6-1 ある医療圏での機能別病床需給ギャップ（イメージ）

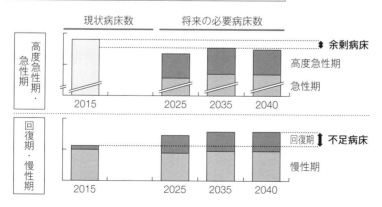

酬で加速させる方針である。例えば，7 対 1 入院基本料の施設基準である重症患者割合は，2016 年度の診療報酬改定で 15％から 25％へ引き上げられ，2018 年度改定では入院基本料の再編・統合という大きな動きのなかで，30％へさらに引き上げられた（急性期一般入院料 1，看護必要度 I の場合。2020 年度はさらに 31％に引き上げ）。その結果，現状の重症患者割合では 7 対 1 を維持できない病院が出ている。

急性期からの病床転換　成功のポイント

　単独での有効な生き残り策として語られることが多い病床転換だが，急性期からの病床転換に成功した医療機関にはどのような秘訣があるのだろうか。**図表 6-2** にみられるように，急性期病院と回復期リハビリテーション病院ではコスト構造がまったく異なる。急性期と同じ人件費・医療材料費率では赤字急拡大である。急性期からの病床転換に成功した事例をみてみると，以下の 3 つの打ち手でコスト構造を大きく変革することが成功の

図表 6-2 病床機能別　1 日あたり平均入院単価に占めるコスト構造分析

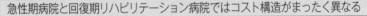

急性期病院と回復期リハビリテーション病院ではコスト構造がまったく異なる

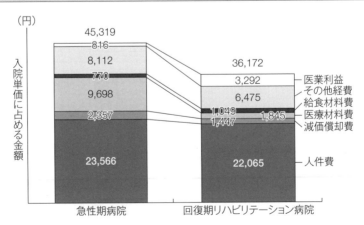

カギであることがわかってきた。

1つ目の打ち手は，人員構成の構造転換である。**図表6-3**にあるように，急性期病院と回復期リハビリテーション病院では職種別人員構成がまったく異なる。回復期リハビリテーション病院では医師・看護師の比率が小さくなる一方で，リハビリテーションの実施に必要となる理学療法士・作業療法士・言語聴覚士の比率が大きくなる。回復期への病床転換により診療内容が大きく変わるため，急性期病院への転籍を申し出る医師・看護師も出てくるだろうが，「去る者は追わず」である。そうすることで，人員数を回復期としての適正レベルにあわせていく。もちろん，回復期病床の必要性を理解し，そこにやりがいを求め，残留する医師や看護師もいる。逆に，リハビリスタッフについては新規に採用することが必要になる。

2つ目の打ち手は，回復期リハビリ病床での収入最大化である。1日に

図表6-3 病床100床あたりの人員数比較

人員構成の構造転換を行う

（100床あたり人員数：常勤換算）	7対1入院基本料算定施設	（構成比）	回復期リハビリテーション病棟入院料算定施設	（構成比）
医師	23.1	19%	10.9	10%
看護師・准看護師	81.6	67%	56.5	54%
看護補助者	7.5	6%	15.4	15%
薬剤師	4.2	3%	2.9	3%
理学療法士	3.0	2%	8.8	8%
作業療法士	1.5	1%	5.9	6%
言語聴覚士	0.7	1%	2.2	2%
ソーシャルワーカー	0.9	1%	1.6	2%
全体*	122.5	100%	104.2	100%

＊：その他人員数（放射線技師，検査技師，臨床工学技士，臨床心理士，柔道整復師），事務職員は除く

（出所：健康保険組合連合会，2011年6月，「急性期医療の機能分化と急性期病院のあり方に関する調査研究 報告書」，厚生労働省，2010年5月，「回復期リハビリテーション病棟入院料において導入された『質の評価』の効果の実態調査 報告書」）

行える個別リハビリは9単位（1単位20分）までと決められている。リハビリスタッフの人数を十分に揃えるとともに業務効率を上げることで，患者に提供できる個別リハビリを最大化すべきである。急性期から病床転換し，医業収益を3倍にすることに成功した200床規模の病院では，全国平均が6単位程度であるのに対し，平均で8.3単位の個別リハビリを実施している。

　また，今後は個別リハビリの実施数を多くするだけでなく，成果を出さなければいけなくなるため，量だけでなく質の向上も求められている。2016年度の診療報酬改定では回復期リハビリ病床で「アウトカム評価」が導入され，リハビリによるADL（食事，排泄，移動などの日常生活動作）改善実績が一定以上ないと，個別リハビリは1日6単位分までしか算定できなくなった。2018年度改定でも，改善効果の高いリハビリは診療報酬点数が引き上げられ，事実上の"成果主義"がさらに加速している。

　最後の打ち手は，急性期病床での提供機能の絞り込みとリハビリ病床とのシナジー創出である。病床転換に成功している病院では，急性期病床を一部残し，得意分野に集中して収益源とするだけでなく，リハビリ病床への送患機能を担わせている。先ほど紹介した，収益の3倍化に成功した200床規模の病院では，急性期病床40床程度を残して整形外科に特化し，残りの160床程度を回復期リハビリ病床に転換している。急性期病床で手術を行うことで手術料収入を獲得するだけでなく，そこでみた患者を回復期リハビリ病床にシフトすることで，回復期リハビリ病床での新患者を確保しているのだ。他にも，心血管系に強い病院であれば，他の疾患と比してリハビリテーション点数の高い患者をみることができるだろう。もちろん絞り込んだ急性期機能で今後も十分な患者数が見込め，自院のシェアがすでに高い「強み」疾患であることが大前提になる。

　人員構成の構造転換，回復期リハビリ病床の収入最大化，急性期病床とのシナジー創出のいずれも一医療機関だけではハードルが高いのも事実だ。回復期病床で成長している医療機関は複数の病院を傘下にもつグルー

プ病院が多く，グループとしての規模・経験値を活用し，人員の確保やオペレーションの効率化を実現している。病床転換を検討している急性期病院は残した急性期病床の経営に特化し，回復期リハビリに転換した病床のオペレーションは経験豊富な専門の病院グループに任せるというのも選択肢の1つかもしれない。

水平分業による脱「総合病院化」の必要性

次に，いかに地域内の競合施設と差別化し，競争優位性を築くかについて，急性期を例に考えてみたい。

図表6-4 は，前立腺がんの症例が病院ごとにどの程度集約されているかを，ドイツと日本で国際比較したものだ。ドイツでは，前立腺がんの手術を行う病院が全国で約520施設あるが，そのうち年間150症例以上実施している病院は32施設存在する。また，同国トップの症例数をもつ病院は，第2章でも触れたハンブルグ大学医学部付属のマルティニ・クリニックである。前立腺がんに特化した結果，年間2,000例もの手術を9人の医師が行っている。実に医師1人あたり年間220もの症例をこなしていることになる。

図表6-4 前立腺がん切除手術の集約度（ドイツ，日本の比較）

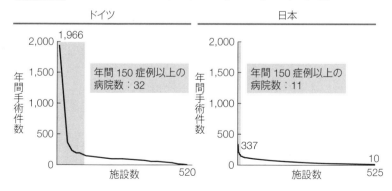

一方，日本では，前立腺がんの手術を年間症例 10 以上実施している DPC 病院だけでも 525 施設が存在する。DPC 統計では年間 10 症例未満の施設は集計の対象とならないうえに，DPC 病院ではない医療機関でも手術が行われていることに鑑みれば，全国ではさらに数多くの病院が前立腺がんの手術を行っていると考えられる。しかし，そのうち年間 150 症例以上実施しているところはわずか 11 施設しかない。全国トップの実績をもつ DPC 病院でも，年間の前立腺がん手術件数は 337 症例だ。仮に 10 人の泌尿器科医師がいるとして，医師 1 人あたりの年間症例数は 30 件強にすぎず，マルティニ・クリニックと大きな差があることがわかる。

　それでは，なぜ症例数が集約されていることが重要なのだろうか。**図表 6-5** をみてほしい。これは，ドイツにおけるマルティニ・クリニックと他の医療機関の治療成績を比較したものだ。左側のグラフをみる限りは，術後 5 年後生存率に大きな差はないようにみえる。しかし，術後の重度勃起障害や失禁などの発生率には 40％ほどの差がある。例えば，手術ロボットのダ・ヴィンチを使った手術だけをみても，マルティニ・クリニックでは 2007 年の導入以降，計 3,000 症例以上の実績がある。累積 9 年間，9 名の医師で 3,000 症例を実施しているため，医師 1 人あたりにす

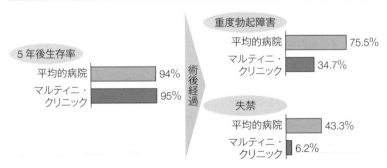

図表 6-5　マルティニ・クリニックと他病院の治療成績比較

マルティニ・クリニックは前立腺がんに特化することでアウトカムを向上

5 年後生存率
平均的病院　94%
マルティニ・クリニック　95%

術後経過

重度勃起障害
平均的病院　75.5%
マルティニ・クリニック　34.7%

失禁
平均的病院　43.3%
マルティニ・クリニック　6.2%

（出所：Martini Klinik, Barmer GEK Report Krankenhaus 2012, Patient-reported outcomes [EORTC-PSM], 1 year after treatment, 2010）

ると年間 30 〜 40 症例のダ・ヴィンチを使った手術を実施していることになる。医師の当該術式に対する熟練度が平均的な病院に比べて圧倒的に高いことが，予後の差につながっていると考えられる。

　同様に，**図表 6-6** はオランダにおける乳がん手術の医療機関別症例数と治療成績の相関を示している。年間 100 症例未満の医療機関では，術後にがん細胞が取りきれなかった患者が全体の 13.5% 存在したのに対し，年間 200 〜 300 症例の医療機関では 9.5%，年間 400 症例以上では 3.6% であり，症例数が多いほど治療成績の平均値が高くなることがわかる。

　さらに，同程度の症例数をもつ医療機関の間の治療成績の分散も，症例数が多くなるほど小さくなるのが見て取れる。症例数が少ない医療機関では特定の医師の腕によって治療成績が左右されるため，病院間の差が出やすい。一方，症例数が多い医療機関では医師の間でのベストプラクティス共有が進み，クリニカルパス等による診断や治療方法の標準化も進むため，治療成績の平準化が起きていると推測できる。このように，症例数を集約することは，医療の質を平均的に高める効果があると考えられる。

　症例数の集約は，医療の質だけでなく効率の向上にもインパクトがあ

図表6-6 オランダにおける乳がん手術の医療機関別症例数と治療成績の相関

手術件数が増えるほど，治療成績も
よくなる傾向は明確…

…また，施設によるばらつきも
少ない

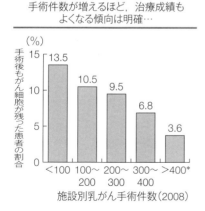
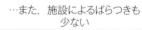
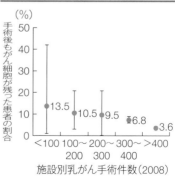

＊：2008 年に手術件数 400 件超の施設は 1 カ所のみ

る。**図表6-7**は，DPCデータを使い，わが国における大腸がんと急性心筋梗塞について医療機関ごとの症例数と在院日数の関係をみたものだ。症例数が増えるにつれて在院日数のばらつきが減り，平均値も下がっていることがわかる。よくみると，どちらの疾患でも年間症例数が100を過ぎたあたりから，医療機関の間の在院日数のばらつきが急速に小さくなっている。年間100症例以上あると，週に2回以上は同じ症例が発生するので，標準的なプロセスを定めて効率化をはかろうという気運が医療スタッフに出てくるのだろう。

これまで述べてきたように，強み領域を明確にすることで，その領域における疾患ごとに十分な症例数を確保でき，医療従事者のスキルと経験値がたまり，医療の質（アウトカム）と効率（在院日数など）を高めることができる。そうなると，当該領域で経験を積みたいと思う優秀な人材が自然と集まるようになり，優れた医師から治療を受けたいと思う患者がさらに集まるという好循環が生まれる（**図表6-8**）。周辺に競合病院が存在せず，患者集めにまったく苦労していないという状況にでもない限り，特徴のない「総合病院」から，強みが明確な病院に転換することが，今後はより重要になる。

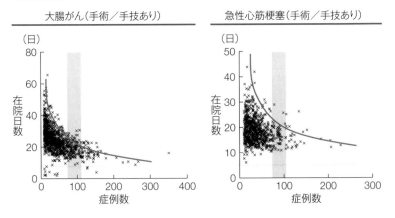

図表6-7 症例数と在院日数の関係

図表 6-8 強み領域の明確化が生む好循環

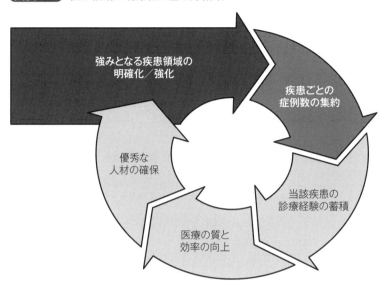

総「総合病院化」解消に向けた 2 つの打ち手

では，総「総合病院」状態を脱し，強みの明確化による症例の集約を進めるにはどうすればよいのか。日本では，大きく 2 つの打ち手がある。

地域内での水平分業の推進

1 つ目は，地域内の水平分業の推進だ。同一地域にある複数の急性期病院の間で，水平的な役割分担が進んでいるケースとして国内で最も有名な事例は，いわゆる「熊本方式」だろう。

済生会熊本病院をはじめとする熊本市内の急性期病院がそれぞれの強みを打ち出して，疾患領域ごとに役割分担を行っているのはよく知られている。済生会熊本病院は心疾患や脳卒中など脳心血管系疾患を強みとする一

方で，熊本大学は難病や子宮・卵巣がん，熊本赤十字病院は小児科・周産期，熊本中央病院は肺がんなどを強みとして，それぞれの領域の疾患で各病院が圧倒的な域内シェアを誇っている。

　つまり，熊本市内の急性期病院は，あらゆる診療を全て自院完結型で提供しているわけではない。済生会熊本病院を例にとれば，地域内で相対的に強かった脳心血管領域では脳卒中センターや心臓血管センターなどを設立し，内科と外科が診療科を越えて治療にあたる体制をいち早く構築してポジションを築いてきた。同様に，周辺の医療機関も得意領域に集中した結果，病院間の棲み分けが自然と進み，それぞれの強み領域において十分な症例数を確保することで，医療の質と効率を同時に向上させることに成功している。

　「熊本方式」や，強み領域を明確にする話をすると，「地域の中核病院としては診療科を絞り込むわけにはいかない」，「熊本大学の医局の支配力が通じる限定された地域だからできたことだ」という指摘をされることがある。熊本においても，それぞれの病院は研修指定病院でもあり，重点領域以外の診療科を閉じたわけではなく，重点とする診療科との関連性や地域ニーズにあわせて診療科のメリハリをつけているというのが実態だ。

　例えば，脳心血管領域を強みとする済生会熊本病院では，併発していることが多い疾患の治療もサポートするために腎臓内科や呼吸器内科などの診療科を強化している。一方で，耳鼻咽喉科，皮膚科，精神科，小児科は同院の強み領域との関連性が薄く，周辺医療機関の強み領域でもあることから，標榜すらしていない。また，熊本中央病院では地域内の患者数に鑑みて，同院での紹介率が低い産婦人科や耳鼻咽喉科を廃止している。

　こうした取り組みは，2017 年に施行された地域医療連携推進法人制度によって加速化される素地ができたといえる。地域医療連携推進法人では，傘下の医療法人内におけるヒト・モノ・カネを共有化して効率よく活用していくことが目的の 1 つとなっているため，医療機関の間で，医師や医療機器，診療科ごとの病床配分の融通などがやりやすくなると期待されている。2019 年 11 月時点で，全国で 15 の医療連携推進法人がすでに稼働を始めている。急速に普及しているとまではいえないが，各地域におけ

る旗振り役が明確になり，法人内の意思決定メカニズムへの制約が改善されるとさらに普及が進むのではないかと考えられる。

▌医療機関の統廃合によるクリティカル・マスの達成

2つ目は，医療機関の統廃合によりクリティカル・マスの達成を目指すことだ。2008年に山形県において，県立日本海病院(528床)と市立酒田病院(400床)を統合し，648床の日本海総合病院を設立したケースがよく知られている。

人口11万人の酒田市において，統合前の2病院はともに急性期医療を提供していたが，限られた人口に対して2病院の機能が類似していたため，非効率な状態に陥っていた。そこで，統廃合により，急性期を担う日本海総合病院と，リハビリと慢性期医療を提供する酒田医療センターとして再出発することにした。その結果，2病院をあわせた法人全体で黒字化に成功し，日本海総合病院は2017年度において平均在院日数10.7日と，全国のDPC病院II群の11.6日と比較しても高い効率を実現している。

2019年9月に厚生労働省は，市町村などが運営する公立病院と日本赤十字社などが運営する公的病院のうち全国424の病院について「再編統合について特に議論が必要」とし，病院名を公表した。突然の公表だったため全国の病院に激震が走り，研修医の獲得に支障が出るなどの副作用も起きたようだ。やり方の妥当性は別として，医療機関の統廃合が必要という方針は，医療の質と効率の観点からは正しいのではないだろうか。

強みをつくるための具体的手順

それでは，特定の疾患領域を強化するにはどのような手順で進めればよいのだろうか。

第1ステップは，地域のなかでの自院の強み領域を明確にし，投資を集中させることで症例数を蓄積し，医療の質と効率を向上させることであ

る。それには，地域内の人口動態を踏まえた疾患ごとの患者数推移を推定し，どの疾患の患者が増減していくのかを理解する必要がある。つまり，医療サービスの需要がどのように変化するかを推計するのだ。次に，地域内競合病院の治療体制（専門医数，ベッド数など）から，疾患ごとの医療サービス供給量がどのくらいあるかを見極めて，診療ニーズの需給ギャップを把握する。需給ギャップが大きい疾患に成長機会があることはいうまでもない。さらに，疾患ごとに地域内の自院シェアを分析し，自院の現在の強みと弱みを客観的に把握する。需給ギャップと自院シェアの2つの分析を融合することで，成長領域かつ自院の競争優位性がある（構築できる）疾患領域を特定し，どの疾患領域で強みを構築していくのかを定める（**図表6-9**）。

第2ステップは，競合病院との差別化に必要な要素を特定し，それらを高い質で提供するために必要となる医療従事者や設備などの獲得に投資を行うことである。「この疾患領域を強くしよう」と思うだけでは当然ながら不十分で，強みをつくるための戦略要素に集中的な投資を行うのである。

図表6-9 医療圏における診療科別市場成長率・シェア

競合病院と明確に差別化された「強み」を磨け

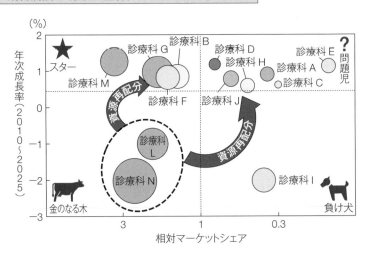

具体的な例を挙げて説明しよう。仮に大腸がんを自院の強みとして尖らせていくことにしたとする。ここ数年で大腸がんの症例数を伸ばしている競合病院を分析すれば，開腹術ではなく腹腔鏡による手術を伸ばしていることがすぐにわかるはずだ。つまり，大腸がんの症例数を伸ばすには，腹腔鏡手術の能力を高めることがきわめて重要になる。それなしには競合病院に太刀打ちすることはできず，したがって腹腔鏡手術に秀でた外科医の獲得が重要な戦略要素となる。さらに，今後の治療方法の進展を考えれば，免疫療法，放射線治療，再生医療などの領域で新たな治療方法が出てくることがすでにみえてきており，その実現に医療スタッフや機材，施設を獲得することが必要になるはずだ。

　このように，強み領域を定めたら，強みの構築に必要となる戦略要素を洗い出し，必要な戦略資源を獲得していくのである。その際，多くの医療機関にとってボトルネックとなるのが医師確保である。機材や施設のように資金さえ工面すれば入手できるものではなく，短期，中長期で打ち手を組み合わせることで強化をはかることが必要である。

　短期的な打ち手の１つ目は，留学や派遣など，海外で研鑽を積んでいる優秀な医師の獲得だ。日本では医師が海外で臨床を行う場合は医局を出ることが多く，いざ日本に戻ろうと思った際には職探しが必要となる。こうした医師は技術も高い場合が多く，特定の手技などを強化する際に大学医局などからの派遣に頼れないケースでは，優秀な医師の重要な供給源になる。

　短期的打ち手の２つ目は，初期研修や後期研修を自院で行った医師へのタイムリーな働きかけだ。例えば，初期研修を行った医師が何らかの理由で後期研修では他病院を選択した場合に，後期研修終了時に再度戻ってきてもらえるようシステマティックにアプローチできている病院は多くない。「卒業生」の居場所をリスト化したうえで定期的に連絡をとり，年に１回程度は「同窓会」的な催しを開いて，いったん出て行った医師たちとの関係性を切らないようにしておくことが重要である。後期研修終了直前に突然電話をかけても手遅れなことが多いので，定期的なフォローに最大限努めるべきだ。

医師確保に向けた中期的に有効かつ最も本質的な打ち手は，初期・後期の研修環境の整備である。それには，何よりも「屋根瓦式」と呼ばれる若手医師，後期研修医，初期研修医の人材ピラミッドの形を適正に保つことで，若手医師が後期研修医を，後期研修医が初期研修医を継続的に教育できる体制を構築することが非常に重要となる。研修医は，このピラミッドができているかいないかで十分な教育機会があるかどうかを見極め，研修病院を選んでいる。また，近年は海外有名医療機関との連携により，地方でも多くの研修医を集めるケースがあるようだ。飯塚病院（麻生グループ）では，米国のピッツバーグ大学との提携のもとに研修プログラムを開発し，指導医の派遣を要請するなどして毎年多数の研修医を確保している。

　ここまで，2025年の医療提供体制改革に向けてどのように病院の事業モデルを描き，また，強みを磨くべきかについて述べてきた。総「総合病院化」による共倒れリスクを回避するには，地域内の病床需給ギャップに基づいて自院が提供すべき病床機能を定義し，そのうえで競合病院と差別化された診療上の強みを構築することが，医療の質と効率ならびに経営力を高めることにつながる。次章では，地域の医療機関・介護施設とのネットワークの構築について述べていきたい。

第 7 章

VBHCに基づく病院改革2：
地域の医療機関・介護施設との
ネットワークを築け

高齢化，増加を続ける医療費，慢性疾患の増加，医師不足，医療の高度化，患者ニーズの多様化などさまざまな要因から，医療や介護にかかわる地域連携ネットワークの構築がますます求められるようになっている。病院経営という観点からも，脱「総合病院化」して医療の質と効率を向上させる1つの策として，同じ地域の他の医療機関・介護施設と効果的に連携していくことはきわめて重要である。

　本章では，地域内医療連携の必要性が増している背景について整理したうえで，成功している事例をもとに地域連携をうまく実現するための方策を探っていく。『BCG流病院経営戦略』(2012)では主に病診連携，すなわち地域内の病院と診療所の連携を効果的に進めるための方策について考察したが，ここでは介護やリハビリテーションも含めた患者ケアにかかわるバリューチェーン全体に視野を広げて考えてみたい。

今，地域内医療・介護連携が求められる背景

　医療・介護における地域連携ネットワークの必要性が増している背景には，大きく分けて4つの要因がある。

　まず，医療機関の財政面からの要請がある。第1章で述べたように，近年，医療機関の経営は急速に悪化している。そのため，医療資源(メディカルドクターの労働時間や，医療機器，診療報酬の財源である税金など，ヒト・モノ・カネ，全ての面において)の無駄遣いをなくす必要があるということを医療経営者がより強く意識するようになった。その最初のきっかけは，医療機器や薬剤の単価の上昇だった。最先端の医療機器や薬剤は大体において高価である。だが，それを賄えるほどの財源が突然わいて出てくるわけではない。さらに，第1章で説明した消費税持ち出し問題が，多くの医療機関の収益性悪化に拍車をかけた。このような状況下，経営改善の必要性を強く意識するようになった病院経営者の間で，医療の質と効率を同時に向上させる本質的解決策の1つとして，地域連携ネットワーク

構築に本気で取り組まなければならないという認識が高まりつつある。例えば，急性期を過ぎた患者が円滑に回復期病床やリハビリテーション施設に移れるような体制を構築すれば，いわゆる「社会的入院」のような状況を解消でき，患者やその家族にとっての価値を格段に高めるとともに医療機関の経営という観点での効率も向上できる。

　第2の背景としては，前章でも触れたが，各地域で実際の病床数と需要が見合わなくなってきたことがある。現在，急性期病院の病床稼働率は高齢化に反比例して下がってきており，病床数が過剰になりつつある。一方，慢性期病床やリハビリ施設の数は不足しており，需給のバランスがとれていない。こうした状況を受けて，2014年より厚生労働省のもと，病床機能報告制度が開始された。医療機関は各病棟の医療機能を高度急性期，急性期，回復期，慢性期の4つの区分から選択し，稼働病床数や人員配置，入院患者数などを所属する各都道府県に報告することになっている。そして，各都道府県はその報告内容をもとに，地域の医療機能の現状把握・分析を行い，今後の地域医療構想の策定に活用する。さらに，第1章と第6章で説明したように，2025年の医療体制のあり方が政府から次々に示され，2015年6月には自治医科大学の永井良三学長を会長とする政府専門調査会が，二次医療圏ごとに2025年における機能別必要病床数の推計を示した。今後，適正な病床機能や病床数へと政策的に誘導していくことが予想される。地域包括ケアシステム構築に向けて，地域内では多様な機能を担う医療ニーズが高まることから，自院は機能集約して効率化を進める一方で，医療圏内では施設間の機能分化が一層求められるだろう。こうした動きが地域医療連携に対する外圧要因となり，各医療機関もネットワーク連携を意識せざるを得なくなったというのが第2の背景である。

　第3の背景として，医療機関側の人材確保の問題がある。現在，医師・看護師不足が全国的な問題となっている。以前は，医師や看護師は出身大学関連の医療機関で研修を行うのが通例だったが，現在はフリーマーケットとなっており，結果，病院間で研修医の取り合いが発生するようになってしまった。特に地方の病院では人材不足が深刻な問題となっている。優

秀な人材を確保するためには，研修医や看護師にとって「引きのある」職場として，専門性や独自の強みをもたなければならない。例えば，ある疾患の手術を得意分野にもち，研修医や看護師がその経験を豊富に積むことができたり，ダ・ヴィンチをはじめとする最先端の手術支援ロボットを使用した手術を経験できるといった強みがあると，人材が集まりやすい。その一方で，ある疾患や分野に特化する場合は，それ以外の疾患をもつ患者については地域内の他の病院や診療所の医師にみてもらうなどして役割分担を行う必要が出てくる。そのため，医療連携がおのずと求められるようになってくる。

　第4の背景として，高齢化の進行に伴い訪問診療，訪問介護など在宅医療・介護を支える体制を整えなければならないという状況がある。在宅医療・介護の充実のためには，医師，看護師，理学療法士，介護福祉士，薬剤師，ケアマネジャーなど，医療と介護にまたがる多くの職種の連携が必要である。一方で，行政面では訪問診療と訪問介護とは別の施策であり，保険も医療保険と介護保険という別の枠組みが適用される。また，多くの専門職種の連携が必要だが，経済性の問題や医療資源の不足により十分実現できていない活動もある。今後，行政施策や制度面の整備も含めて，患者・家族の実情に即したサービスを十分提供するためのさらなる取り組みが望まれる。

　ここまで述べてきた問題を早い段階から認識し，改革に取り組んできた病院経営者は，対策を立てて手を打ってきた。例えば，近隣にリハビリセンターを設立したり，単独でつくるのが難しい場合は他の医療機関と交渉したりするなどである。これが医療界全体でみれば点状であるとはいえ，医療連携ネットワークの第一歩として，6，7年前から始まった動きである。そして，いよいよ多くの病院が前述のような要因への対応策として，地域連携を真剣に考えざるを得なくなってきたというわけだ。

地域連携で成果を上げている事例

　さて，ここからは地域連携の推進で成果を上げている地域や医療機関の具体的な事例を紹介し，地域連携をうまく実現させるための方策を探っていきたい。

　地域内分業については，前章で紹介した「熊本方式」の水平分業が有名である。済生会熊本病院をはじめとする熊本市内の急性期病院がそれぞれ強みとする診療科をもち，疾患領域ごとに役割分担をしている。これにより，それぞれの医療機関における医師1人あたりの患者数を劇的に増やし，医療の質と効率を高めている。また，第2章で触れた石川県七尾市の恵寿総合病院グループも，地域内の医療機関・介護施設のネットワーク構築に取り組み，成果を上げている好例である。

　この他にも，地域内の医療機関，介護施設等による連携の取り組みが各地で広がり始めている。大分県の国東市では，国東市民病院を中心に独自の地域包括医療・ケアの取り組み[1]を推進している。

　国東市は，2014年より総人口が3万人[2]を下回っており，2010年度から2015年度の人口減少率が10.5%[3]と大分県において最も高く，少子高齢化が深刻な問題となっている。国東市民病院は国保直営診療施設で，へき地医療拠点病院に指定されている。医師不足による診療体制の縮小，患者数の減少，市の財政悪化による財源不足など決して恵まれているとはいえない条件のもと，地域の患者に途切れることない医療や介護サービスを提供するため「地域包括ケアシステム」の構築を行っている。

　具体的な取り組みとしては，まず地域内の患者数に対して病床数を適正化すべく，全体的な病床数の削減を行っている。また，高齢化を見据えて

1　参考資料：国東市民病院 HP（http://www.kunisaki-hp.jp/），国東市 HP：「くにさき地域包括ケア多職種連携マニュアル 第2版」等　取材協力：国東市民病院 総務経営課
2　大分県 HP：「大分県内の高齢者の状況（平成28年10月1日現在）」
3　国東市 HP：「国東市における人口減少・少子高齢化を起因とする地域の課題を解消するための提言書（平成28年5月）」

回復期リハビリ病床を増床し，一般病棟の一部を転換して，地域包括ケア病棟を導入した。

さらに，地元の診療所などの医療機関との病診連携も強化している。患者を地域の診療所などに紹介する「逆紹介」を積極的に行い，いわゆる「かかりつけ医」受診を促進するほか，開放病床の設置と共同診療などにも力を入れている。

また，介護・リハビリの分野においても地域連携の強化をはかっている。2005年に，医師のみならず医療・介護・保険分野の多くの関係者が参加できる医師会講演会「仏の里ネットワーク講演会」を開始した。この講演会を足場に，2010年には「くにさき地域包括ケア推進会議（通称ホットネット）」が発足し，各医療機関・事業所の関係者の連携のために具体的なルールを作成・記載した「くにさき地域包括ケア多職種連携マニュアル」を発行している。これには退院後の受け入れ先との連携を円滑に進めるための「入院時～退院後支援フロー」「中間・退院前・退院後のカンファレンス記録シート」などが含まれ，地域内の医療機関での使用が呼びかけられている。共通のフローを浸透させることで，関係機関が自身の役割を再確認し，連携ミスの防止を目指している。

この他にも，長崎の「あじさいネット」（情報閲覧355施設，登録者約10万人[※]）や，宮城の「MMWIN みんなのみやぎネット」（加入団体950施設，登録者約10万人[※]）など，地域ごとの連携事例は少しずつ増えてきており，今後さらに活発化していくだろう。

※2020年3月時点

事例にみる地域連携の成功要件

次に，地域連携をうまく進めている事例から，地域連携の成功要件を抽出してみたい。

まず，熊本方式がなぜ成り立っているのか，なぜ他の地域で熊本方式の

ような取り組みが進展しないのかを考えてみよう。熊本では熊本大学医学部出身の医師が地域内で多く働き，連携が非常に進みやすい環境にある。他の地域でも国立大学を中心に同様の環境にあるのではないかと思われるかもしれないが，熊本ほど同じ大学出身者の割合が高くない場合が多い。また，同じ大学出身者の割合が高くても医局内での連携が悪く，熊本のような役割分担はできないケースが多い。

　さらに，他の地域での事例もあわせて考えると，次のような成功要件が浮かび上がる。水平分業においては，医師間の連携，できれば同じ大学出身，同じ医局所属などチームとして動ける体制があること。垂直分業においては，多角化した医療機関グループの強いリーダーシップや地域医師会による連携システムの構築などがあることだ。こうした自発的な取り組みが地域内で実現すると地域医療連携が進みやすい。逆の言い方をすると，地域医療連携が全国津々浦々まで進まない原因は，自発的な取り組みが起きないことにある。地域連携の必要性が叫ばれて久しく，おそらく自発的な動きは少しずつ出てくるとは思うが，これまで以上に不連続な形で広がることは期待できないと筆者らはみている。

　熊本などでの成功はもちろん素晴らしいリーダーシップがあってのことだが，その背景には人口・患者数の減少，医師不足，地域医療財政の逼迫など，やむにやまれぬ事情もあると理解している。各都道府県で地域医療計画が策定されつつあり，筆者もそのうちのいくつかの会合に出席したが，参加している医療機関の多くが「急性期機能病床を離したくない」という思いが強く，本質的に分業できるような計画すら立たない。そういう状況が多くの都道府県でみられる。苦しい医療環境のところもあるが，尻に火が点いている感じはなく，前章で紹介した統廃合もなかなか進展しない。

　では，どうしたら地域医療連携を実現していけるのか。

　地域ごとの病床配分計画はすでに出されており，医療資源を最適化するプランはできている。電子カルテを共有化するなどの技術要件も揃っている。一方で，これまで述べたとおり現時点では医療機関の自発的な動きに委ねられており，全国的にみると地域連携の実行は非常に限定的になって

いるといわざるを得ない。

これを前に進めるための次のレバーとして，3段階の打ち手があると考える。

第1段階は，地域で連携している医療機関において医療の質と効率が格段に高いことを広く世の中にデータで示して，自発的な動きをさらに促進することだ。医療機関経営者や行政担当者と話すと，「連携したからといってどんないいことがあるのか。あまりわからないなかで，大変な思いをしたくない」という本音が垣間みえる。さらなる自発的な活動を求めるためにデータで実績の違いを示すことが有効な打ち手の1つとなり得る。ただし，これだけでは格段に進展するとは考えにくい。

第2段階として，医療機関以外のヘルスケアプレイヤーが費用対効果の高い治療を実現するための地域連携を促進することだ。徐々に進みつつある事例として，介護・リハビリテーション施設による取り組みがある。先進的な介護・リハビリテーション施設が急性期病院から患者を受け入れる際に，介護やリハビリテーションまで含めた治療のパスウェイに協力する急性期病院との連携を強めている。

代表的な例として，国内においては一般社団法人巨樹の会が運営するリハビリテーション病院が大きな注目を集めている。巨樹の会はもともと九州で急性期病院やリハビリセンターを運営していた団体だが，2011年から関東にも進出し，蒲田，原宿，小金井，赤羽などにリハビリテーション病院を設立している。充実した設備とさまざまな専門スタッフが連携するチーム医療で回復期の患者に対して集中的なリハビリを提供しており，2017年には都内リハ病院のシェアの約24%[4]（病床数ベース）を達成した。全国的にみて，都心に圧倒的にリハビリセンターが少ないことからわかるように，都心では土地代・人件費の高さがネックになり，ブレイクイーブンを超えるのは決して容易なことではない。また，急増する需要に対してリハビリ専門医の数が圧倒的に足りないという供給側の問題もある。事

4　2017年度6,582床のうち1,544床　取材協力：一般社団法人 巨樹の会 桑木晋副理事長

実，巨樹の会が病床数300床を超える原宿リハビリテーション病院を設立する以前は，山手線の内側に回復期病床が200床程度しかなかった。これらの課題に対し，巨樹の会は土地代・人件費を含めたトータルコストをカバーするに足る医業収益を見込める病床規模を設定し，180～300床超という，リハ病院としては大型の施設を展開している。このような戦略的な取り組みが今後も増え，介護・リハビリセンター運営施設の都心への進出および急性期病院との連携が盛んになることが期待される。

　また，これから進展しそうな取り組みの例として，生命保険会社による保険加入者に対する費用対効果が高い治療法の促進がある。患者（＝保険加入者）のアウトカムデータを分析して，費用対効果が高い治療法を積極的に勧める，あるいはそのような治療法に対してのみ保険金支払いを実施するというものだ。これは「ディジーズマネジメント」と呼ばれている手法である。当然のことながら，症状や回復度合いに応じて医療機関や他施設が連携する治療の費用対効果が高い。

　第3段階は，診療報酬点数での誘導，都道府県知事の強制力など政策面でのアプローチであり，近い将来こうした措置が求められるようになるだろう。地域によっては医師の不足，偏在などの「やむにやまれぬ」状況がますます進展する。厚生労働省や各都道府県自治体がこの強制力のレバーを引く日もそう遠くないように思える。その前に医療機関や自治体における自発的な行動を期待したい。

　ここまで，日本国内で医療の質と効率を向上させるための方策の1つとして，地域全体で医療・介護のネットワークを築く取り組みについてみてきた。まだ一部の地域ではあるが，強いリーダーシップ，イニシアチブをもったグループがさまざまな課題に向き合いながら関係機関と協働して，地域の医療資源を有効に活用し，持続的に地域のニーズに応えられる体制づくりを模索している。一方，世界に目を向けると，第2章で紹介したように保険者が医療機関と一体となって医療提供ネットワークを構築するIHN(Integrated Healthcare Network)が進展している。カイザー・パーマネンテがその代表

例で，保険支払いによる強制力が働くことで費用対効果の高い医療を提供する仕組みが推進されている。わが国の取り組みはまだ緒に就いたばかりだが，中長期的にはこのような方向に進んでいくことが望まれる。

第 8 章

VBHC に基づく病院改革３：
業務フロー改革で病院版
ERP を目指せ

本章では，各医療機関の現場オペレーションに目を転じ，組織が目指す
アウトカムの実現に向けてどのように現場の業務フローを構築するべきか
について考える。まず，多職種によるチーム医療が注目されてきた背景を
押さえたうえで，実際にチームとして効果的かつ効率的に機能するために
必要な業務フロー改革の視座を提供したい。

チーム医療と VBHC

チーム医療のはじまり

　病院の業務フロー改革を語る際，避けて通れないのがチーム医療の考え
方である。チーム医療とは，複数の医療・事務スタッフが職種ごとの専門
性を最大限に活かしながら互いに連携して治療やケアにあたることであ
る。病院経営という観点からは，スタッフ，患者双方の満足度と収益力の
向上を両立させるという狙いがある。チーム医療をうまく導入できれば，
①スタッフの負担が減り，働きやすい環境が実現し，②優秀な人材が集ま
り，医療の質が向上し，③患者が集まり，収益力が向上するという好循環
が生まれる。チーム医療がうまく機能すれば，治療の質・効率を上げるこ
とができるということだ。

　チーム医療という考え方自体は，国内では1960 ～ 70 年代から認識さ
れていたが，医師個人の裁量が大きく，縦割りになりがちな医療の現場で
はなかなか広まることがなかった。しかし，2001 年にテキサス大学 MD
アンダーソンがんセンターの医師，上野直人氏が日本癌治療学会でチーム
医療の重要性について講演したのが1つのきっかけとなり，まず，がん治
療の現場で浸透するようになった。概して，がんは複雑な治療を要する疾
患であり，薬物治療や外科手術，放射線治療など，複数の治療法を組み合
わせた集学的治療が必要となるケースが多い。そのため，内科医，外科医

はもちろんのこと，看護師から診療放射線技師などの技術スタッフまで，さまざまな専門分野のメディカルスタッフが連携してケアにあたることが求められる。

　以降，がん治療のみならず，医療界全体でチーム医療の重要性が認識されるようになった。2009年には厚生労働省主催で「チーム医療の推進に関する検討会」が開催され，その後，「チーム医療推進方策検討ワーキンググループ」が発足した。各医療分野におけるチーム医療の内容や導入している病院名などを取りまとめた事例集[1]も2011年に発行されている。この事例集では，集中治療やリハビリなどの直接的な治療のみならず，医療機器の管理・選定や，院内監査システムの運用におけるチーム医療の活用事例も紹介されており，各分野においてチーム医療の導入が求められている実情と，実際に各病院が取り組んでいる内容がわかる。

チーム医療が求められる背景

　現在，この古くて新しいテーマといえるチーム医療が医療現場で広く求められているのには，大きく分けて3つの理由がある。

　第1の理由は，患者ニーズの多様化である。医療技術の進歩により治療の選択肢が増えたことで，患者の治療や療養へのニーズが多様化し，医師だけでは対応しきれない状況になってきた。がん治療を例にとると，手術，化学療法，放射線療法，免疫療法といった治療の選択肢に加えて，抗がん剤や放射線治療の場合には外来通院で治療を続けられる病院も増えている。がん自体が治る時代となりつつあることで，いかに治療中および治療後のクオリティ・オブ・ライフを向上できるかが患者にとって重要になってきた。これに応えるためには，医師だけではなく，多職種によるサポートが必要となる。看護師による抗がん剤副作用のケアや，ソーシャル

1　厚生労働省　チーム医療推進方策検討ワーキンググループ，2011年6月，「チーム医療推進のための基本的な考え方と実践的事例集」

ワーカーによる社会復帰支援サービス，臨床心理士による心のケアなどがよい例だろう。

チーム医療が求められる第2の理由としては，医療現場の疲弊が挙げられる。前章までで論じてきたように，医療費削減の大号令でバリューベース・ヘルスケアの重要性が高まっており，行政は入院期間を短縮し，急性期病院に対しては重症患者の治療に集中するよう働きかけている。病院としては状況の変化に対応しつつも患者のアウトカムを落とさないために，全ての医療スタッフの働き方改革に取り組む必要に迫られている。BCGが支援したある病院のケースでは，医師と看護師，その他のスタッフの業務内容をリストアップしたところ，本来なら他のスタッフが担当できる業務であるにもかかわらず，医師が担当している業務が数多くみつかった。旧来のような医師が全スタッフに指示を出すというやり方に固執する必要はない。業務内容によっては，看護師をはじめとする他の医療スタッフや，診療補助員，事務補助員などのスタッフと役割分担できることも少なくないはずだ。例えば，検査のオーダーや予約，CTの予約手配などは医師の代わりに他のスタッフでも対応できる。また，検査の説明は検査技師が，薬剤管理は薬剤師が行うべきところであろう。患者が多く忙しい病院ほど，こうした細かな作業が積もり積もって，医師や看護師の業務負荷を増やすことになる。そこで，あらためて各職種の専門分野に沿って業務にあたる担当者の適正化を行うことで，医師や看護師に集中していた負担を緩和することができた。各スタッフが自身の専門領域に専念することができれば，結果的に医療の質の向上にもつながっていく。

チーム医療が求められる第3の理由は，診療報酬である。行政もチーム医療導入を促進するために，診療報酬改定でチーム医療に加算をつけている。現状でも医師事務作業補助体制加算，看護補助体制加算，病棟薬剤業務実施加算，栄養サポートチーム加算，緩和ケア診療加算等の多岐にわたる経営上のインセンティブが用意されている。病院にとってはチーム医療導入で人員が増え，コスト増になると捉える向きもあるが，厚生労働省は中長期的（2025年）には採算がとれるように政策誘導する方向性を打ち出

している。例えば，高度急性期は現状比で，チーム医療導入で人員数2倍，患者の支払単価を1.9倍にすると目標値を定めている。これは仮に人件費率を50％と考えても，経営上はプラスとなる計算である。

働き方改革に向けた動き

　前述の第2の理由とも関連するが，チーム医療に関するさまざまな施策の導入で期待される効果の1つが，働き方改革の促進につながることである。特に医師が携わる診療領域は，これまでの長年の慣行を変えざるを得ない時期にきている。医師の効率的な働き方は，第7章で述べた地域医療構想とあわせて医療改革の最重要課題とされている。今後は，個々の病院レベルでの病床再配置にとどまらず，地域に必須の医療(救急・小児・産科など)を限られた人的資源でどう分担するかという議論が繰り広げられていくだろう。各院が人員さえ確保すればいいという単純な話ではなく，それぞれの業務見直しにより現場が効率化されてはじめて，目指す医療への道筋が得られる。

チーム医療から業務フロー改革へ

　従来はチーム医療というと，患者フローに即した臨床業務の範囲内での連携・役割分担を指すことが多かった。しかし，ここまでみてきたような背景から，臨床業務にとどまらず，より広範な多職種による連携を通じた業務の効率化と質の向上が求められており，そうした視点で業務フローを見直す必要がある。

業務フローに沿ったタスクシフトの実現

　個々の病院の立場で考えれば，院内の多職種横断的な業務フローの棚卸しは避けて通れないステップの1つである。院内を見渡すと，特にタスクシフトが進みにくい領域として医師の診療業務が挙げられる。この働き方改革の本丸ともいうべき領域について，まず医師の業務負担軽減を目的とした場合，2つのアプローチが可能である。1つは，医師が担当している業務のうち切り出し可能な事務的業務を，医師事務作業補助者など事務スタッフへ移行させる方法である。もう1つは，看護師から事務スタッフへ分業可能な業務を移譲したうえで，臨床的な知識が必要な業務や処置・手技を医師から看護師に移譲していく方法である。これら2つを並行して行うことも可能だ。いずれもポイントは，現在あるがままの業務をただ右から左へ移すのではなく，現在の担当者（職種）が本当に適切かという観点から，業務フローに沿って担当・作業を並べ直したうえで再配分するという点である。

　第5章で挙げた，看護補助者の活用はこの一例である。

病院版 ERP で組織内分業の効率化を目指す

　病院全体の業務効率化を考えるうえで，臨床スタッフのみならず，事務方との連携は経営の側面からも重要である。第3章でも述べたように，こうした連携をうまく進めるためには，システム面の改革も必要となる。組織内資源を最適化する基幹システムをERP（Enterprise Resources Planning）と呼ぶが，例えば病床管理の仕組みはERPが必要な領域の典型であろう。病床管理は，通常，多職種からなるチームで運営され，多くは看護師長クラスの責任者，医事課職員，または診療科の代表医師が兼務で携わる。効率的な運用の実現についてはさまざまな成功事例が公開されているが，共通の課題としては職種の壁が挙げられる。端的にいえば，病床

管理システムと医事システムは別個に管理され，その間のデータ・情報連携は人的アナログ作業でつながれていることが多い。

　診療材料の管理も ERP が効力を発揮する領域と考えられる。例えば，1本のカテーテルが納品されて現場部署へ払い出しされた後，実際にどのように使われたか，診療報酬請求にどのように反映されるかは，物流システムと電子カルテが断絶していたり，診療報酬で請求できるものだけを看護システム経由で入力しているなど，非合理的な運用が行われている医療機関が散見される。

　目的が違う各部門のシステムが乱立する背景として，個別の部門の視点でのみ業務をデザインしている状態や，そもそもシステムの投資計画や導入自体がバラバラに管理されていることがある。その結果，モザイク状の業務設計が乱立し，何が起きているかを正確に捉えることすら難しくなっているのが根本的な課題である。

業務フローの可視化が，改革の第一歩

　業務フローの可視化例として，入院治療の流れを示した**図表 8-1** をみてほしい。まず，患者フローではなく，あくまで病院職員側の業務フローであることに注意したい。医師・看護師・その他の医療従事者・医事スタッフが協働し，入院前・入院時・入院中・退院時といった各フェーズで診療を組み立てていることがわかる。部署や担当者レベルでの作業マニュアルを備えている病院は多いが，このように全体の流れを詳細に把握できている組織はどれくらいあるだろうか。可視化された業務フローがあれば，それぞれの業務がチェーンのように連なるなかで，無数の情報や確認作業の前後関係をどのように分担しているか(あるいは重複しているか)をお互いに理解することが可能になる。

　業務フローは，各職種の作業がただ並行して行われている状態を示しているわけではない。特に，病床管理や物流管理といった，臨床と，医事あるいは事務部門が複雑に交差する領域は，業務のつながりがみえづらく，

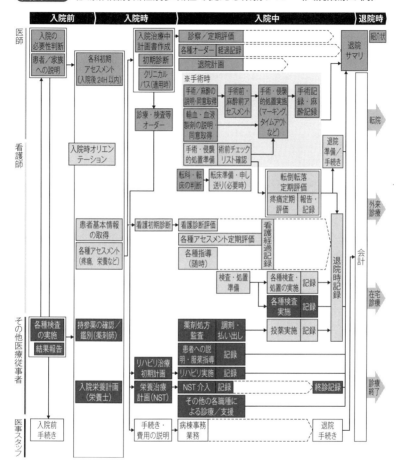

図表 8-1 診療段階別職種別多職種で捉える業務フロー（入院治療の例）

ブラックボックスに陥りやすい。例えば，病床管理では各病棟でのベッド稼働管理システムと医事請求システムが連動しておらず，人的ミスにより請求漏れにつながることがある。また，物流管理のようにモノの管理と医事業務の考え方の差から，払い出し後に実際に使用された材料の実態がわからなくなっている場合もある。いずれも各部署や担当者の立場では手元の情報から業務を完了させたつもりで，横の連携がうまく機能していないことが原因である。

ここで挙げた例はほんの一部にすぎないが，従来のチーム医療の考え方に対して業務フローという視点から整理し直すことで，目的に対する打ち手を明確化することが可能である。業務フロー改革は現場運用の変更を伴う施策が必須であるため，一朝一夕には進めにくく，関係者をいかに巻き込むかが一番の肝となる。変化を厭わない危機感の醸成と，現場で実際に業務負担が軽減されたという成功体験の蓄積がカギとなるだろう。そのため，最初から院内全体で導入するのではなく，特定の診療科や部門でパイロット運用を実施し実績を積んだうえで横展開していくほうが，院内の合意を得やすく現実的である。

コラム ❷ サンテオングループの事例

　本章では，主に臨床業務にとどまらない広範な多職種による連携について解説したが，臨床業務を中心としたチーム医療をうまく進めている海外の先進的事例も紹介しておきたい。オランダのサンテオングループは，アウトカムデータを活かして医療の改善，患者にとっての価値向上を目指す活動を進めている[1]。

　サンテオングループはオランダの7つの独立経営の病院から構成される病院グループで，グループ全体で約2万9,000人のスタッフを有し，専門的な医療サービスを提供している。同グループでは，2016年に多職種の構成メンバーからなる「改善チーム」を立ち上げ，アウトカムデータを収集・分析し，その結果を反映して医療ケアの改善を継続的に行う取り組みを開始した。改善チームは，病院ごと，疾患ごとに立ち上げられ，プロジェクトリーダー，外科医，病理医など関係各科の医師やナースプラクティショナー，データアナリスト，薬剤師，その他疾患に関連する医療関係者，さらには患者の代表によって構成される。このチームで，①データの収集・変動の確認，②データをもとにしたアウトカムにおける差異分析と改善機会の追求，③改善策の実施の改善サイクルを，2ヵ月ごとの定期ミーティングを通じて，実行している（**図表 8-2**）。

　この一連のサイクルは，スコアカードを基準に行われる。スコアカードは，アウトカム，コスト，プロセスの3つの観点から，医療ケアを評価する複数の指標で構成されている。各指標は，第2章で紹介したICHOM指標をもとに作成され，グループ内の各病院からのレビューを経て採用され，特定の疾患にかかわる多職種のチームが医療の価値を向上させるうえでの共通の指標としての役割を果たしている。

　さらに，改善チームの代表メンバーは，グループ内の他の病院の改善チームの代表と定期的にミーティングを行い，課題や改善方法についてのアイデアを共有している。この多職種チームで実行する改善サイクルにより，診断から退院までのケアのサイクル全体に対する評価が可能になった。

　この改善サイクルによる成果の一例として，乳がん患者の術後の入院率の低減が挙げられる[2]。当初，グループ内病院のスコアカードの比較により，この指標があるべき水準より低いことが明らかになった。腫瘍摘出手術後，その日に帰宅する乳がん患者の割合は予想の85%を下回り，さらに病院ごとに25%から75%と，大きなばらつきがあった。そこで，グループ内の2

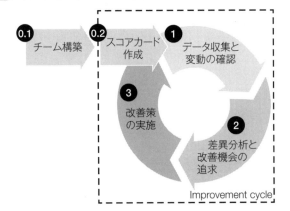

図表 8-2 サンテオングループの改善チームによる改善サイクル

0.1 チーム構築
0.2 スコアカード作成
1 データ収集と変動の確認
2 差異分析と改善機会の追求
3 改善策の実施

Improvement cycle

（出所：Okunade O, Arora J, Haverhals A. Collaborating for value: the Santeon Hospitals in the Netherlands, June 2017.　FIGURE 3　CONTINUOUS IMPROVEMENT CYCLES（改変あり））

つの病院の改善チームが調査を行ったところ，患者によっては予定退院日を前もって認識していないことが明らかになった。そこで，合併症が発症しなかった場合は，手術後に入院せずに帰宅できることを前もって知らせるようにした。また，全身麻酔を行っている病院では，患者は手術後に帰宅することはできなかったが，これを局所麻酔に変更し，鎮痛剤を処方することによって，患者は手術後，その日に不都合なく帰宅できるようになった。その結果，グループ全体では手術後，その日に帰宅できる患者の割合が入院する患者に対して，18%増加し，ある病院では115%も増加した。

　この他，改善サイクルにより，切除断端陽性のための再手術率や腫瘍摘出手術後の合併症による再手術率にも低下がみられた。いずれの事例も，データの可視化と共有により，関係者全員が現在のやり方の見直しを促されたことに加え，医療関係者同士のコミュニケーションがより円滑になったことも好影響を及ぼしていると考えられる。股関節症や肺がん，前立腺がん，脳血管障害などの疾患でも，多職種のスタッフにより構成される改善チームの活動が進められ，成果が上がりつつある。

1　Okunade O, Arora J, Haverhals A. Collaborating for value: the Santeon Hospitals in the Netherlands, June 2017 (available at www.ichom.org)
2　Santeon Hospitals, Boston Consulting Group. How Dutch Hospitals Make Value-Based Health Care Work, 2018, https://www.bcg.com/ja-jp/publications/2018/how-dutch-hospitals-make-value-based-health-care-work.aspx

第 9 章

VBHCに基づく病院改革4：
現場から経営まで
一気通貫の指標を導入せよ

本章では，病院改革を継続的に実行していくために必要となる「指標設定」と「モニタリング」の活用を提案したい。基本的なマネジメント手法をうまく利用することにより，第8章で述べた業務フローの可視化・効率化が各施設レベルで担保されれば，VBHCの第3段階である地域全体での「ステークホルダーの利害一致」への道筋がみえてくるはずだ。

医業収支のメカニズム

　まず，病院改革を成功に導く医業収支のメカニズムについて簡単に復習しておこう。『BCG流病院経営戦略』(2012)でも述べたとおり，病院ビジネスは固定費の比率がきわめて高い事業であり，収支改善の定石は，固定費を削減するか，売り上げを増大させるかである。変動費の削減は抜本的な経営改善にはつながりにくく，一方で，固定費の過半を占める人件費は簡単に削減することはできない。第5章で述べた委託費のように，即効性ある一部の領域は，改革運動の原資とはなり得るが，継続的かつ抜本的な解決策とはいいづらい。やはり，DPC制度下で入院収益を改善することが必要である。

　DPCでは，対象とされる診断群ごとに，基本的には在院日数を短縮化するように1日あたり診療報酬が設計されているため，在院日数の短縮が入院収益の患者1人あたり1日単価を改善する効果をもたらす。病床数や年間稼働日数は基本的に固定であるから，入院収益を改善する重要な変数として設定すべきは「在院日数」と「新入院患者数」である。1つ目の「在院日数」については，DPC制度上，経済的に最適な在院期間で患者を"回転"させることが利益につながることは理解しやすいだろう。平均在院日数の目標値は，対象とされる診断群ごとに目標在院日数を割り出したうえで，各DPCコードの患者数を重みとして加重平均をとり算出する。2つ目の「新入院患者数」は，病床利用率の改善に直接貢献する要素である。病床利用率を変数として用いないのには2つの理由がある。1つは，

在院日数の短縮化と病床利用率の向上がともすれば背反する関係にあると捉えられがちだからだ。もう1つは，短絡的に病床利用率の数値を上げるための恣意的な在院日数の延長を避けるためである。

　この「在院日数」と「新入院患者数」の2つの組み合わせは，現場が具体的に何をすればよいのかを明快に方向づける優れた指標である。第2の指標「新入院患者数」を改善するためにとるべきアクションを，個々の病院の現状の課題に応じてさらに明確にする観点から，サブ指標を設定することもできる。主な候補として，患者の経路別に「救急初診患者数」や「紹介初診外来患者数」が考えられる。

　なお，指標選定時の留意点等は『BCG流病院経営戦略』(2012)で詳しく解説しているので，参考にしてほしい。下記に紹介する引用文中では指標をKPI(Key Performance Indicator)としている。

KPI設定の Do's & Don'ts(『BCG流病院経営戦略』(2012)より)

収支メカニズムに直結

　KPIは，それぞれの事業や企業の収益性改善に有効なメカニズムに直結した指標を選ばなければ，経営上の意味をもたない。当たり前のことのように聞こえるかもしれないが，これがずれている場合が，しばしば見受けられる。

　病院経営の例で言うと，200床規模で固定費比率がきわめて高い施設において，変動費の1つである薬剤費の削減をKPIとして掲げてみても，前述の収支メカニズムの特徴を鑑みれば，経営改善を図るうえで有効性が低い，ということである。

少数の重要なものにフォーカス

　「うちには，30個ものKPIがあります」と胸を張る経営者がいるが，こうした組織で，これらのKPIが有効に機能している例はまれである。

　前述のとおり，KPIは経営者だけのものではなく，現場スタッフとの重要なコミュニケーション・ツールの1つである。単に，数多くのKPIを設定し，記憶させればよいというものではなく，実際にKPIの改善のために，納得感を得て動いてもらわねばならないのである。すなわち，30

個もの KPI のそれぞれが，一体どのように，実質的な経営改善にかかわるのかを理解できなければ，納得性は醸成されない。

　実際には，全スタッフに 30 個もの KPI を間違いなく記憶させること自体，無理があるだろう。KPI は，本当に重要なもの，すなわち，上述した経営改善メカニズム上，最も効果の高いものに絞り込んで設定するべきである。

明確な目標設定

　経営改善を図るうえで，当面ターゲットとすべき状態があるはずである。例えば企業であれば，5 年以内に業界内売上トップ 3 に入るといった目標，また，赤字を抱える病院の例でいえば，3 年以内に赤字をゼロにするといった目標である。

　KPI はこうした経営上の目標を実現するためのツールであるから，それぞれの KPI についても，対応する目標水準，および実現時期を明確に設定する必要がある。

実行可能なアクションに直結

　立派な KPI に合理的な目標水準を付して設定しても，それが現場のアクションにつながらなければ意味がない。しかし実際には，KPI は設定しているものの掛け声だけに終わってしまい，現場のスタッフからみると，自分たちの日常的な行動の何をどのように変えることが，この KPI の目標水準を実現することなのかが明確にされていない事例が多い。

　すなわち，KPI を設定する際には同時に，現場において実行可能なアクションを具体的に提示することが必要である。

　ここまで述べてきた指標および目標値設定の考え方を一覧にまとめたものが**図表 9-1** である。ある病院で実際に使用しているもので，医業収益をその構造に沿って分解したうえで，医療従事者が受け入れやすい指標に置き換えているのがわかる。例えば，「救急初診患者数」をさらに「救急応電率／応需率」に置き換えるなど，各病院の実情に即して，診療科のみならずその他部門の医療従事者を含めたチームでアクションをとりやすい指標にすることが可能である。設定する項目数は，収支改善の構造に合致した最小限にとどめることが肝要である。

図表 9-1 医業収益の因数分解と指標の設定方法

目標を達成するために，現場から経営まで一気通貫の指標を導入

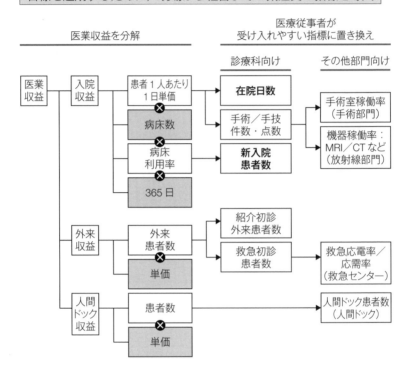

診療現場から経営陣まで一気通貫の指標

　各病院の収益構造に沿って医業収益を因数分解していくのは，現場でのわかりやすさだけでなく，診療現場から経営陣まで一気通貫した目標をもつという点でも有効である。組織全体を巻き込んだ改革を推進するには，ブレのない指針が不可欠だ。

　部門レベルの指標を選定する際，院内の意思決定プロセスとセットで見直した施設の例を紹介したい。この施設では，当初，収支改善の具体的アクションの策定にあたり経営側と診療側に温度差があるという課題があっ

た。具体的には，①各診療科・部門が計画策定・実行に巻き込まれていない，②結果責任を経営層が一体となって負う仕組みになっていないという問題点がみられた。

図表9-2は，指標の選定とともに刷新した院内の意思決定プロセスである。まず，「在院日数」「新入院患者数」を含む5つの指標を最優先項目とし，医事・医療連携担当など関連部門から提出されたデータをもとに，経営企画にてデータ集計と要改善指標の特定を行う。これらの結果を病院全体の月次経営会議で経営陣に報告した後，部門ごとの下部会議体で各所属長へ改善指示を出し，経営企画による支援を活用しながら改善策を構築するというのが全体の流れだ。これらのデータを翌月以降も追いかけながら改善策の評価と実施状況のモニタリングを続けていくことで，各部門から現場の感覚と合致した数値の報告と，それに対する経営陣からの建設的なフィードバックが行われるようになった。文字どおり組織一丸となった改革の「見える化」が進み，無用な"犯人捜し"や部門間の責任転嫁が減

図表9-2 指標モニタリングのサイクル例

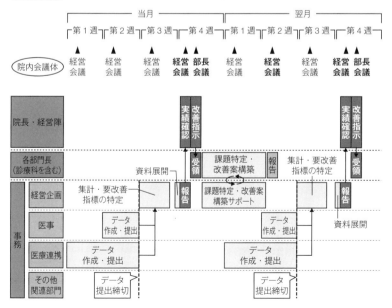

ると具体的な改善点が議論されるようになり，組織内の温度差の解消とともに経営上も黒字化を達成した。

　繰り返しになるが，持続的な改革を可能にするためには，診療現場から経営陣に至るまで一気通貫した指標を「共通言語」とすることがカギとなる。組織全体で目標を共有することで，それぞれのスタッフが「明日何をすればいいのか」が明確になり，業務の工夫や効率化に積極的に取り組めるようになる。そうした現場の試行錯誤が実際の成果につながっていく。

投資計画の管理

　ここまで主に収益面の施策を例に述べてきたが，病院の投資計画においても，費用対効果の観点から指標設定とモニタリングを強化することが望ましい。「在院日数」や「新入院患者数」は日々の組織活動の表れであり，いわばバイタルサインをはかるようなものである。それに対し，設備やサービスといった経営上の基礎体力を向上させるためには，現在もてる資産を正確に把握し，将来の投資計画を立案する必要がある。日進月歩の医療において最先端かつ効率的なサービスを提供し続けるためには，建物・機器・情報システムなどへの継続的な投資は不可避である。一方，多くの医療機関で投資決定時の根拠の曖昧さと事後評価の甘さがみられる。中長期にわたって，特に購入後の稼働・運用状況まで追いかけて費用対効果を評価できている施設は実に少数である。実際のところ，優先順位づけが不明瞭なままに改築や建て替えのタイミングが迫り，最後は時間がないことを理由に費用のかさんだ条件のままで案件が通ったり，急な故障や新製品への安易な置き換えといった形で機器の買い換え申請が後追いで稟議に上がったりする事態は，かなりの病院が経験しているのではないだろうか。

　実際に1つの投資にかかる真のトータルコストを評価するためには，収入面として患者数または件数・単価・変動費率などを，支出面として初期費用のみならず運転費用・人件費・委託費・その他付随する保守契約費用

などを継続的に評価する必要がある。まずは"入口"の管理として，投資申請時のチェックポイントをまとめたのが**図表9-3**である。

図表9-3 投資申請のチェックポイント例

投資申請は下記の視点から検討することで，投資の妥当性を担保

評価項目		チェックポイント（例）
収入	患者数／件数	・集患対象となる地域の患者数推移と乖離していないか？ ・対象地域内での当院シェアが急増する前提になっていないか？ ・上記が増加している場合，それを裏づける具体的な打ち手がひもづいているか？ ・そもそも，投資機器の稼働上限を超える患者数が試算されていないか？
	単価／変動費率	・これまでのトレンドから急激に乖離していないか？
支出	初期費用	・複数業者に相見積もり／価格交渉を行い，市場適正価格となっているか？ 　- 他院での落札結果，本PJでBCGが提示したベンチマークと比較して妥当か？ ・目的に対してそもそも妥当なスペック／仕様になっているか？ 　- 例：320列CTが本当に必要か？ 　- 業務プロセスが未定のまま新規モジュールがシステム仕様になっていないか？
	運転費用	・保守の仕様（範囲／品質等）は過剰でないか？オンコール化を検討したか？ ・新機種に変更することによる運転費用の低減効果を盛り込んでいるか？逆に，低減効果を過剰に盛り込んでいないか？
	人件費	・不必要な人員追加を前提にしていないか？逆に，必要人員数を検討しているか？ 　- 現人員の業務整流化による既存人数内での運用の可能性を検討したか？ 　- 投資による既存人数(FTE)の削減効果を検討したか？
	委託費	・専用の周辺機器／消耗品の費用を織り込んでいるか？ 　- 例：ダ・ヴィンチ専用の洗剤による滅菌費用の高騰など
	その他	・機器／システムの新規購入・更改時に，ベンダーとすでに結んでいる保守契約内容などをあわせて交渉しているか？

例えば，ある医療機器の購入による効果を過大に期待して，"楽観シナリオ"で患者数や検査数を見込むケースはないだろうか。効果の検証にあたり，現人員の業務整理や工数削減効果なども見落としがちな観点である。計画を下回った場合に備えて第2，第3のプランが用意されているのかなど，目標未達時の責任の所在とあわせて最初から明確にしておく必要がある。

特に高額機器の購入は，各部門の代表者が参加する委員会を設けて定期的に審議している病院が多いと思うが，申請部門（往々にしてユーザー）と他部門の委員ではそもそも情報の格差がある。委員会は，特定の機器の良し悪しではなく，計画自体の妥当性や評価軸を議論する場と位置づけるべきだ。そのためには，新規案件だけではなく承認後の案件に対するレビューも議論に盛り込むことで，より実用的な会議体に進化できる。

VBHC に基づく病院改革のまとめ

第6章から本章まで，VBHC に基づく病院改革の打ち手を提案してきた。

第6章　VBHC に基づく病院改革1：2025 年医療提供体制改革に向け事業モデルで「強み」を描け

第7章　VBHC に基づく病院改革2：地域の医療機関・介護施設とのネットワークを築け

第8章　VBHC に基づく病院改革3：業務フロー改革で病院版 ERP を目指せ

第9章　VBHC に基づく病院改革4：現場から経営まで一気通貫の指標を導入せよ

第6章は，VBHC 実現の3段階のうち第1段階（アウトカムデータの可視化／医療機関間の切磋琢磨）に対して，第7章は，VBHC の第2段階（医療提供体制における分業推進）に対して，組織全体で取り得る戦略や地域連携について提案した。第8章，第9章では，VBHC の第3段階（ステー

クホルダーの利害一致)に向けて，組織内のオペレーションの観点から推進すべき改革について述べた。

第3段階は，先述の米国カイザー・パーマネンテの事例に代表されるように，海外ではすでに患者や保険者といったステークホルダーも含めた全体最適を追求する形が実現しつつある。一方，国内ではまず，各施設内での効率化が目下の課題だと認識している。本章で述べたように，少数かつ有効な指標を設定し，モニタリングサイクルを徹底することで運営効率が向上すればおのずと自院の強みがあぶり出され，ひいては地域内におけるポジションも明確化されていくことになる。

最後に触れておきたいのが，こうした指標管理に携わるPMO(Project Management Office)を担う人材の育成である。PMOとは，企業や組織において個々のプロジェクトを横断的に支援するチームを指す。病院においても，経営企画室など戦略系部門を保有する施設が増えている。その位置づけや機能はさまざまであるが，指標管理は当該チームにおける本来業務の1つといえよう。

指標のモニタリングにより課題が把握されたときには，原因特定ならびに改善推進のためにプロジェクトを立ち上げるなど，必要に応じて現場に介入していく遊軍的な動きも必要だ。特に現場への介入は，病院の現場事務職だけではなかなかうまくいかないことが多い。PMO人員としては，事務職に限らず医療従事者も含めたチームづくりが有効だ。ただ数値の推移を追うだけでなく，PMOの役割として，改善活動とその結果の継続的な評価までを含めておくと，効果が思うように出ていない場合にも即時対応が可能となる。こうした多職種プロジェクトが院内で常に複数走るような組織であれば，病院改革はまず成功する。

「改革」といっても，一瞬で全てを解決できる策はない。本質的な改革を実現するカギとなるのは，ここまで述べてきたような地道な取り組みの積み重ねである。決して簡単な道ではないが，本書を契機に，新たな病院経営改革に着手する医療機関が増えることを期待したい。

第 10 章

質の高い医療の
継続的な提供に向けて

ここまで，2025年に向けた医療提供体制再編のなかで，患者にとっての医療サービスの価値向上を目指すバリューベース・ヘルスケアを切り口として，競合病院とは明確に差別化され，かつ筋肉質な病院経営を進める方法を論じてきた。しかし，質の高い医療サービスを継続的に提供するには，個々の医療機関の経営努力だけでは解決できない医療提供体制や診療報酬制度，医療データ・インフラ等システムレベルでの課題が存在する。本章では病院経営から一歩引いて，日本でバリューベース・ヘルスケアを進めるために国や地域レベルで取り組むべき課題と打ち手について考えてみたい。

注目すべき医療におけるばらつきの存在

　第1章でも触れたように，国民医療費の増加傾向が続いている。そのようななか，医療費をますます圧迫するのではないかと報道をにぎわせているのが，ノバルティスの再発または難治性CD19陽性のB細胞性急性リンパ芽球性白血病(B-ALL)，再発または難治性びまん性大細胞型B細胞リンパ腫治療薬のキムリア(1患者あたり薬剤費：約3,400万円)，脊髄性筋萎縮症(SMA)治療薬のゾルゲンスマ(1患者あたり薬剤費：約1億6,700万円)など，これまでに類をみない高薬価薬剤の登場である。これらの高額薬剤問題はわかりやすいので目を奪われがちだが，必ずしも医療費高騰の問題の本質をついているとはいえない。

　というのも，2020年度から医療技術評価(HTA)制度が本格的に実施され，医療経済性に基づく価格調整が行われる。つまり，今後の新薬は，既存治療法に比べて費用対効果が高いことが証明できないと，既存薬以上の薬価を要求することはできなくなる。薬価の絶対値が高いとしてもそれに見合った臨床的な効果が得られるため，科学の進歩によって救える命が増えているということを理解する必要があるだろう。

　キムリアやゾルゲンスマに代表される新しいモダリティ(遺伝子治療薬

や細胞治療，再生医療，腫瘍溶解性ウイルスなど)を用いた治療法の医療財政的に厄介な点は，絶対的な薬価水準ではない。本当に厄介なのは，疾患を治癒できる可能性があるものの，当該薬剤が使われた年に一気に医療費支出が高まる点だ。

　これまで薬剤費の中心を占めていた生活習慣病に対する薬剤は，症状をコントロールできても，必ずしも疾患を根治することはできなかった。したがって，症状をコントロールするには生涯にわたって当該薬剤を飲み続ける必要がある。つまり，医療財政へのインパクトとしては，複数年度にわたって一定の支出が続くという特徴があった。

　一方，新しいモダリティの薬剤の多くは，少ない投与回数で疾患を寛解させる可能性がある。そのため，既存治療法で長期間治療を行うよりも，患者にとって望ましい治療効果が得られるだけでなく，通算した場合の医療費が安くなることすらある。しかし，1年あたりの支出額が大きく膨らむため，単年の医療財政に大きな負荷がかかるという特徴をもつ。

　単年の一時的な財政負荷を緩和するには，薬の効果が確認された場合にのみ対価を支払う成功報酬型の償還方式や，コンパニオン診断によって薬剤に反応する可能性が高い患者群にのみ保険償還する方式，複数年度にわたって薬価を支払う方式等を，積極的に検討することが必要ではないだろうか。成功報酬型の償還は，すでに欧州諸国では広く取り入れられている仕組みである。そうすれば，単年度の財政インパクトも解決できることになり，高額薬剤の問題はそれほど大きな問題ではなくなるのではないか。

　むしろ厄介なのは，これらの薬剤の問題があってもなくても，毎年約1兆円ずつコンスタントに伸び続ける医療費をどうするかであり，これには必ずしも明確な解があるわけではない。そこで筆者が注目しているのが，国民1人あたり医療費のばらつきと，医療機関によるアウトカムのばらつきの2つである。

供給が需要を生む？
―国民 1 人あたり医療費のばらつき

　都道府県別の 1 人あたり医療費には，実は大きなばらつきがある。ま
ず，**図表 10-1** をみてほしい。縦軸は，各県で高齢化の進み具合が異なる
ので（高齢者が多いほど医療費がかかるため，高齢化が進んでいる県はそ
のままの数字の比較だと不利になる），人口構成が日本全国の平均と同じ
になるように調整した 1 人あたりの入院医療費をとっている。入院医療費
が最も多い高知県と最も少ない静岡県では，実に 1.7 倍もの差があること
がわかる。

　もう 1 つ着目してほしいのが，横軸の人口 10 万人あたり病床数と入院
医療費の間に正の相関関係があることだ。すなわち，病床の供給量が多い
ほど入院医療費が高くなる傾向があり，供給が需要を生んでいることが示
唆されている。

　一見すると空恐ろしいことだが，病院経営の現場からすればそれほど意
外ではない。DPC 制度のもとでは，在院日数を短くすれば 1 日あたりの
診療報酬額が増える仕組みになっており，不必要な入院を減らすインセン

図表 10-1 都道府県別入院医療費と病床数の比較（2017 年度）

過剰病床が医療費高騰を招く

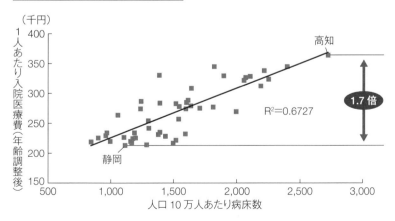

ティブが一定程度は働いている。しかし，米国のDRG/PPS（1入院あたりの定額報酬算定制度）とは異なり完全な固定給付ではないために，新患がいなければ，病床を空けておくよりは退院を遅らせて病床稼働率を上げようというインセンティブにもなり得る。

　筆者の経験でも，病院経営者との議論のなかで，クリニカルパスの運用を強化して在院日数の最適化をはかり患者単価を上げることを提言すると，病床稼働率が下がることを恐れて躊躇する人が少なくない。在院日数を短縮しながらも稼働率を高めるには，自院の強みを明確にし，地域の医療機関や救急隊との連携を深めることで新患数を増やすことが王道である。しかし，実際にそこまで踏み込む病院経営者は必ずしも多くない。したがって，空いている病床があると既存の患者の退院を遅らせて病床を埋める策に頼ってしまい，結果として医療費がかさむことになるのだ。

看過できない医療機関によるアウトカムのばらつき

　もう1つのばらつきは，医療機関ごとの治療成績すなわちアウトカムの差である。米国では，医療アウトカムの地域差は，指標によっては最大で100倍にも及ぶという衝撃的な事実がわかっている。

　BCGでは，米国保健福祉省傘下のAHRQ（Agency for Healthcare Research and Quality）が定める29のアウトカム指標について，米国内の各地域による差異を分析した。その結果が**図表10-2**である。PQIと呼ばれる，慢性的な疾患をもつ患者に対して適切なプライマリケアが行われていれば回避可能だったはずの入院患者の割合を比較してみたところ，3rd Quartile（上位25%）の地域と1st Quartile（下位25%）地域の差がCOPD／喘息の場合で2倍あることがわかった。これを上位10%と下位10%の地域の差でみると，26倍に広がる。

　PSI（入院中の安全性にかかる事故発生率）でみると，院内血液感染では，上位25%と下位25%の差が5倍，上位下位10%で比較すると100倍に

図表 10-2 米国における主要疾患ごとの地域別アウトカム比較

アウトカムの地域差は，最大で 100 倍に至る！

予防		
PQI		
適切な予防的治療によって回避可能だった入院患者の割合		

PQI	Q_3/Q_1	D_{10}/D_1
糖尿病	2～3X	19X
COPD／喘息	**2X**	**26X**
高血圧	4X	＞100X
心不全	2X	13X
脱水	2X	24X
肺炎	2X	15X
尿路感染	2X	18X
糖尿病性下肢切断	4X	－

急性期－安全性		
PSI		
入院中の安全性にかかる事故発生率		

PSI	Q_3/Q_1	D_{10}/D_1
医原性気胸	1.4X	5X
血液感染	**5X**	**＞100X**
術後股関節骨折	1.5X	11X
術後代謝異常	3X	32X
呼吸器障害	2X	10X
術後敗血症	2X	15X
縫合離開	1.3X	6X
裂傷	2X	33X

急性期－死亡率		
IQI		
急性期治療での入院中の死亡率		

IQI	Q_3/Q_1	D_{10}/D_1
心筋梗塞	**3X**	**5X**
心不全	2X	30X
脳卒中	2X	5X
消化器官出血	1.4X	3X
大腿骨股関節骨折	1.4X	3X
肺炎	2X	8X

もなる。患者にとって一番気になる入院中の死亡率（IQI）でみると，心筋梗塞では3倍から5倍もの差があることがわかったのだ。これは地域による差なので，個々の医療機関による差がもっと大きいことは想像に難くない。

　日本において，疾患ごとに医療機関のアウトカムを最も広範に収集しているデータベースは，日本外科学会が構築している NCD（National Clinical Database）である。現在は，第三者である筆者にはデータベースの利用権がないため，日本における医療機関ごとのアウトカムの差を正確に知るすべはないが，おそらくは米国と同様のばらつきがあるものと推測される。

　米国の例に戻るが，BCG は 200 以上の環境要因が地域によるアウトカム差にどのくらいの影響を及ぼしているかも調査している。具体的には大きく3つのカテゴリの要因を分析した。1つ目は，患者の人口動態，ライフスタイル，世帯年収などの社会経済的属性データを含む人口統計学的な

要因である。2つ目は，患者ごとのさまざまな合併症の有無。3つ目は，受診した医療機関や加入中の医療保険などによる違いである。プライマリケア的な PQI に関する地域差は，3つの要因群でおおむね説明可能な部分が大きかった一方，急性期入院時の死亡率に係る IQI は説明できる割合が比較的少なかった。つまり，入院時死亡率の原因は，ここでは取り上げていない第4の要因＝診療プロセスの違いが大きく影響していると考えられる。

ばらつき解消に必要なアウトカムデータの整備と医療機関の切磋琢磨

スウェーデンでは，レジストリと呼ばれる疾患ごとのアウトカムデータベースが1970年代から構築されている。はじまりは，整形外科学会において，大腿骨股関節骨折時の人工関節置換術によるアウトカムの差を明確にし，最も優れた術式と医療材料を選択しようという自主的な動きだったそうだ。それが他学会にも広がり，現在では20以上の疾患でレジストリが整備されるようになっている。

同国では，レジストリを活用してアウトカムの差異の原因分析を行い，成績のよい医療機関における診療プロセスをベンチマーク分析することでベストプラクティスを抽出・横展開している。さらに，横展開して改善した結果をレジストリに蓄積し，アウトカムを継続的に向上させる好循環が作り出されている。こうすることで医療機関の実力の底上げが行われ，スウェーデンのアウトカムは年々継続的に向上しているのだ。

実際に**図表10-3**をみると，スウェーデンのアウトカムが年々向上していることがよくわかる。ばらつき解消によりアウトカムを向上させるには，データベースの整備を通じて医療機関の切磋琢磨を促す仕組みが重要なのである。しかも興味深いのは，縦軸の入院後30日間の死亡率が改善しているだけではなく，横軸の在院日数も短縮され，質と効率が同時に向上していることだ。ベンチマーク分析によるばらつき解消は，質（本事例にお

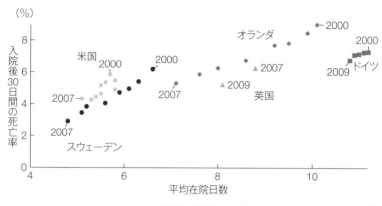

図表10-3 OECD諸国における心筋梗塞の入院後死亡率推移

けD5入院後死亡率)にも効率(本事例における在院日数)にも有効であることがうかがえるデータである。

わが国でVBHCを進めるために —医療従事者と患者への適切なインセンティブ付与

前述のように，日本でもNCDをはじめとしたアウトカムデータベースの整備が進みつつある。こうした動きをアウトカムの向上に結び付けるためにはデータベース整備だけでは不十分で，大きく2つの条件を整える必要があることが諸外国の事例からわかっている。

1つ目は，データベースの整備やアウトカム指標の定義にあたっては，医療従事者の自主的な動きを支援することが重要だということだ。スウェーデンのレジストリが成功したのは，レジストリ構築を各専門医学会の自主的な動きに任せたことが大きいと考えられている。仮に，アウトカム指標を国が定義し，データベースへの登録を医療従事者に押し付けようとすると，当該指標が医療機関によるケースミックスや重症度の違いを反

映していないなど指標の公平性に関する無限の議論を呼び，結局は使われなくなる可能性が高い。逆に，国は各学会が自主的にアウトカム指標を定義する動きを側面支援することに徹すれば，専門医から指標の公平性を疑われることはないはずである。このような理由から，日本外科学会の自主的な動きである NCD に大きな可能性があると筆者は考えている。

　もう 1 つ忘れてはならないのが，アウトカムに応じた医療従事者への適切なインセンティブの付与だ。米国では民間医療保険の割合が大きいために，各保険者がさまざまな保険償還方法を医療機関に対して適用している。**図表 10-4** は，医療機関に対する償還方法の違いによって，アウトカムの差がどの程度生じているかを示したものである。つまり，どのようなインセンティブの付与方法が，医療機関をアウトカム向上に仕向けるのに有効かを考えるうえで参考になるデータである。無論，これだけをもって，どの償還方法がアウトカム向上に最適かを論じる証拠にはならないが，出来高払い制度がアウトカムの向上にはあまり向いていないということはいえそうである。

　日本の医療制度が難しいのは，公的医療保険制度のもとで支払い側は公が行っているのに，医療サービスを提供している医療機関の大半は民間事

図表 10-4 保険者／医療機関のビジネスモデル別アウトカム比較

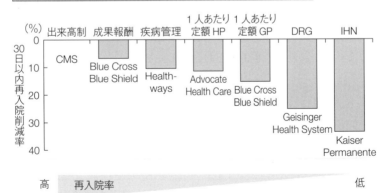

業者であることだ。欧州の英国やスウェーデンは，支払いは税金であり，医療機関も公営が多いため，公-公で国の意思が通りやすい。一方で米国は，支払いは民間医療保険，医療機関も民間で，民-民のなかで市場シェアを高めている保険者の意思が通りやすくなっている。日本では，公-民というねじれ現象が起きているため，国が民間の医療機関に「右向け右」と命令するわけにはいかない点が問題の難易度を高めている。

　このため，医療機関を動かす有効なレバーになり得るのが診療報酬である。医療機関に対して，「ベンチマーク分析を通じてアウトカムを向上させろ」と命ずることはできないが，診療報酬で誘導することは可能である。しかし，日本の診療報酬制度は，DPC病院以外は出来高払い制である。また，DPC病院であっても外来診療と手技・手術に関する費用は出来高である。つまり現行制度は，診療行為の費用対効果や必要性にかかわらず，検査や手技，投薬を増やしたほうが診療報酬が増えるという矛盾を抱えている。

　診療行為は医療従事者が患者の容体に応じて最適なものを選ぶべきで，きわめて裁量余地の大きいものだからというのが出来高払い制を維持する理由だが，このままでは最も費用対効果の高い診療行為を選ぶインセンティブが乏しいのも事実だろう。NCD等のデータベースを使って，アウトカムの差異分析を行い，ベストプラクティスを採用してアウトカムの向上を実現した医療機関や医療従事者が報われるような制度設計が必要だ。

第 11 章

バリューベース時代の病院経営が製薬企業，医療機器企業に与える影響

最終章では，病院経営を取り巻く環境変化が製薬企業や医療機器企業に与える影響について検討していきたい。

　すでに製薬企業や医療機器企業の関係者は，昨今の医療機関の意思決定のしかたに変化を感じ，さまざまな対策をとっているだろう。医療機関内での薬剤選定を例に挙げると，処方医だけでなく経営サイド（チェーンであれば本部，個々の医療機関であれば理事長，病院長，事務長）や薬剤部も意思決定に大きく関与するようになりつつあり，各企業でこうした状況への対応を加速させていると思われる。さらに，意思決定者だけではなく意思決定の基準にも変化が起きており，製品特性の話に加えて医療経済，病院経営に関する議論が交わされていることと推察する。ここでそれらの一つひとつをいまさら論じてみても新しい発見はないと思われるため，本章ではそれら以外の打ち手について考えてみたい。当然のことながら，疾患領域や製品群によって打ち手の内容は大きく異なるが，ここでは特定の疾患領域ではなく全体のトレンドについて述べたい。

現在の打ち手はずれている？

　製薬企業や医療機器企業で検討・実行があまり進んでいない打ち手のなかで重要と思われるものが，自社製品を活用した場合に各医療機関の収支に与えるインパクトを提案することである。「うちの製品を使ったときの病院の売り上げ増を考えることに何の意味があるのか」と思った読者は，病院経営についての勉強が不足しているかもしれない。

　医療機関の経営者（理事長や病院長）と議論していると，「製薬企業や医療機器企業の担当者はこちらが欲しいと思えるような提案をもってきてくれない。薬剤や機器のよさはわかったが，他と比べて自院の経営にとってどのようなメリットがあるのかの説明がない。それでは院内の薬事審議会で説得材料として使えない」といった声を多く聞く。提案にあたっては，

他剤から変えた場合のメリットを次のような情報とともに提供できると病院関係者に喜ばれるはずである。在庫管理をはじめとするワーキングキャピタルの改善への寄与度，後発品処方割合を変えた場合のDPC係数の変化，入院向けであれば在院日数や患者数の変化，外来で院内調剤をしている場合であれば薬価差マージンの違いなど。だが，この種の情報を製薬企業や医療機器企業が理事長や病院長に提供し，コミュニケーションをとったり，議論するケースは非常に少ない。

　一方で，例えば製薬企業にこの話をすると，「お金のことは話せない」と返されてしまう。もちろん薬剤納入価格や薬価差について直接議論することを勧めているわけではない。昨今のコンプライアンス強化によって制限が多くあることも理解している。ただ，製薬企業としてもできることとそうでないことを峻別して，できることについて議論し，院内採用をこれまでとは違う形で拡大していくことが可能だと筆者らは考えている。全ての病院にあてはまるとはいわないが，オーナーが収支の最大化に向けて多大な努力をしている医療機関では，製薬企業が上述のような提案をコンプライアントな形で実施することでシェアが大きく入れ替わる例を実際にみてきた。特に，経営改善に熱心ないくつかの大手病院チェーンや，地方独立行政法人化し，オーナーが自治体から病院自体に変わった病院などが好例である。それらの病院での成功事例から学びを得て，次に続く医療機関による新しい取り組みも多数出始めている。製薬企業や医療機器企業の経営者，マネジャークラスには，これらの病院の理事長や病院長と自社の担当者がどのような議論をどれだけしているかを確認してみることを勧めたい。今や，処方医へのディテーリング回数を増やすだけでは必要十分条件を満たせなくなってきているのだ。

　国内のある製薬企業は，ある疾患領域において継続的な治療が必要であるにもかかわらず途中で脱落してしまう患者が多いことに着目し，患者の脱落を防ぐための取り組みを実施している。この疾患では，初期段階では患者に自覚症状がなく，症状が出るのはかなり進行してからだ。だが，完治する疾患ではないため，なるべく早い段階から進行を止めるための継続

的な治療をすることがきわめて重要となる。それにもかかわらず，患者は日常生活にあまり支障が出ないことから定期的に通院するのをわずらわしく感じたり，リスクをきちんと理解していなかったりしていて，通院をやめてしまう例が多かった。調査対象の病院では，実に半数程度の患者が途中で治療から脱落していた。一方，医師のほうも脱落患者をフォローしきれず，半数もの患者が治療を途中でやめてしまっている状況を把握できないでいた。これを受け，この製薬企業では医師が疾患について明確に患者に説明するためのシートやビデオなどのツールを作成し，要望のあった各医院に配布した。これらのツールは，医師と協議するとともに，患者にグループインタビューを行うなど現場の声を反映し作成したものであった。このツールが患者に疾患への理解を促し，治療アドヒアランスの向上に貢献した。その結果，ある病院では治療継続率が2倍近くに向上した。

　治療継続のための取り組みという概念自体は新しいものではないが，治療継続の必要性を啓発するために製薬企業が貢献するという点はめずらしく，特筆に値する。この種の取り組みにおいて製薬企業は自社製品の宣伝を行うわけではないが，医師の信頼を得て，よい関係を築ける。その延長線上に経営的な利益があることは想像に難くない。

これからの製薬企業，医療機器企業に求められること

　上記の事例からもわかるとおり，医師や患者にとっての有用性や治療効果の向上，または病院経営改善につながる提案が求められる傾向は今後さらに広がっていくと予想される。このような状況に対し，製薬企業や医療機器企業はどのようなことができるのだろうか。最後に，それを考えるための3つのポイントを紹介したい。

長期的視点をもちつつ経営者のニーズを聞き，提案する

　患者のアウトカム向上につながる方策や，病院側の経営問題の解決策を自社の提案に組み込めないと，大幅なシェアアップが見込めないどころか採用されないリスクがますます高まる。そのためには病院経営者と定期的に面会し，何が論点であり，何を提案すると自社製品の売り上げにつながるのかを検討することが重要になる。ここでの経営者とは，理事長や本部スタッフ，病院長である。経営努力に優れた病院では，診療科長の経営自由度は低く，オーナーやトップが以前にも増してさまざまな意思決定に関与するようになっているところが多い。

　また，前述の例にもみられるように，担当医師や患者のことを第一に考えた結果，マーケットの拡大につながるというケースが増えている。短期的思考に陥らず，長期的な視点をもった製品開発・提案を行うことで医師や患者の信頼を勝ち取り，自社の利益につなげることができる。そうはいっても，ただでさえ経営が厳しく，一刻も早く売り上げを伸ばしたいというときにそんな悠長なことはいっていられないという製薬企業や医療機器企業の読者も多いだろう。

　だが実際，医療関係者は製薬企業や医療機器企業に対して，自院がもっていない情報を求めている。例えば，治験などを通して疾患についての情報があるのであれば，出し惜しみせず医療関係者たちと情報共有を行うべきである。自社の製品を売ることだけを考えず，もっている情報を活用して病院や医療関係者との関係づくりを強固なものにすれば，長い目でみれば自社のメリットになり，さらには医療界全体に貢献できる。また，営業担当者が医療経営者に求められるより詳細な情報を提供するためには，研究に携わっている開発部署など他の部署との連携が必要になる。クロスファンクションの重要性については，次項で詳述する。

クロスファンクションで提案内容を構築する

　病院経営者のニーズは，製薬企業や医療機器企業の単一ファンクションでは解けない問題が多い。例えば，特定の医薬品の活用による医療経済や病院経営へのインパクトを分析するには，HEOR(Health Economics and Outcomes Research)による医療経済分析や，病院経営を理解していることが前提になる。営業，マーケティング，マーケットアクセス，メディカルなどのファンクション全体が連携しないと最適な提案はできない。ところが実際には，サイロ化し，部門間の連携が弱くなってしまっている企業が少なくない。これまで述べてきたニーズには，メディカルの力を多少借りながら，コマーシャル部門を中心に対応しようとする例が散見されるが，うまく進まないことが多いようだ。コマーシャル部門だけで付加価値提案をしようとした結果，マーケティング戦略だけで製品価値を最大化できると考えてしまい，本当に医療現場で求められるものが何かを見落とすからだろう。病院経営者のニーズを満たす提案をするためには，各ファンクションが同じ方向を向いて付加価値を提供し合えるように，それぞれの目標設定やインセンティブのあり方を見直す必要がありそうだ。

一歩先を行くルール，打ち手を提案する

　前述したとおり，経営意識の高い医療機関グループや医療機関は自院にとって費用対効果が高い医療行為を追求しているが，この傾向はますます強まるものと筆者らは考えている。徐々に患者のアウトカムデータが集まり，費用対効果が高い治療法に対してのみ診療報酬点数が厚くはられる世界がすぐそこまで来ている。また，薬剤償還・価格の観点では，適正使用に基づく制限がかかるようになっている。座して待つのではなく，費用対効果が高い治療法であることを企業が先んじて証明し，提案していかないと大きな損失を被ってしまう。米国では，高い費用対効果を証明できる治

療法を実施している医療機関や，腕のよい医師が集まる医療機関のみを上手に選定した臨床試験開発も進んでいる。フランスでは，医療機器の償還価格について上市後3年間は仮価格を設定し，その間で費用対効果の高さを証明できた場合には正式に高価格がつけられる仕組み（CED：Coverage with Evidence Development）も確立されている。医療機関側の"ものさし"が変わった結果，薬剤や医療機器の償還や価格の決め方も変わってきていることの1つの例である。近い将来，わが国でもそのような取り組みが導入されると筆者らはみている。ルールに対応するのではなく，ルールや打ち手を自ら提案していくことが望まれる。

特別寄稿

医療政策の方向性を踏まえた
戦略的病院経営

～千葉大学医学部附属病院をはじめとする
現場事例を踏まえて～

千葉大学医学部附属病院　副病院長

井上　貴裕

医療政策が求める病院経営の方向性

　病院経営を成功に導くには，医療機能と経済性のバランスをはかることが重要になる。その際には医療政策が求める方向性を踏まえて自院をどの方向に導いていくかを，地域の実情を考慮して決定しなければならない。

　医療政策では，機能分化と連携，在院日数短縮と新入院患者の獲得，そして医療の質の向上が求められており，それらが患者視点からも重要になると私は考えている。

　1つ目の機能分化と連携は，地域医療構想で求められていることでもあり，診療報酬改定においても機能の見極めは重要なポイントになる。全国的には急性期が過剰で回復期機能を有する病床が過少といわれているわけだが，多くの病院は急性期の看板にこだわり，機能転換には否定的だ。ただ，急性期医療は決して儲かるものではなく，機能転換をはかったほうが経済性の面では合理的である。**図表1**は，厚生労働省が診療報酬改定の前年に実施する医療経済実態調査の結果を病院機能別に集計したものであり，損益差額が収支状況を示している。これをみると，高度医療を提供する特定機能病院は大幅なマイナスであり，DPC対象病院全体も同様であるのに対して，療養病棟入院基本料1については1～2％台ではあるが黒字を維持している。確かに100床あたり医業収益をみると，特定機能病院は療養病棟入院基本料1の3倍以上であり，DPC対象病院も2倍以上になっている。稼ぎは多いが，それ以上に支出が多く，医薬品・材料費の割合が高くなっている。高単価の理由は医薬品・材料費にあるということだ。つまり，急性期にこだわると赤字に陥る可能性があり，他の機能に転換することが財務的にも有益であることを当該調査は示唆している。それにもかかわらず，病院が急性期の看板にこだわるのであれば，財源が限られているため，診療報酬が急性期に有利になることは今後も期待できない。病院経営では，地域の医療提供の実情を見据えた現実的な判断が求められている。

図表1 病院機能別収支状況

	特定機能病院					
	平成25年度	平成26年度	平成27年度	平成28年度	平成29年度	平成30年度
給与費（対収益）	44.8%	45.5%	42.7%	42.7%	42.6%	42.4%
医薬品費（対収益）	22.2%	23.0%	24.4%	24.4%	24.6%	25.2%
材料費（対収益）	14.1%	14.4%	14.1%	14.1%	14.6%	14.6%
委託費（対収益）	6.8%	7.0%	7.0%	7.0%	7.0%	7.1%
減価償却費（対収益）	8.8%	9.0%	8.5%	8.3%	8.1%	7.9%
その他	9.6%	9.7%	9.6%	9.2%	8.9%	8.9%
損益差額（対収益）	− 6.4%	− 8.5%	− 6.2%	− 5.8%	− 5.7%	− 6.0%
100床あたり医業収益(千円)	3,089,205	3,161,959	3,337,040	3,416,853	3,572,062	3,695,846

	DPC対象病院					
	平成25年度	平成26年度	平成27年度	平成28年度	平成29年度	平成30年度
給与費（対収益）	52.2%	53.2%	53.3%	54.2%	53.7%	53.5%
医薬品費（対収益）	15.0%	14.9%	15.3%	14.9%	14.0%	14.0%
材料費（対収益）	11.2%	11.4%	11.1%	11.2%	11.5%	11.3%
委託費（対収益）	6.5%	6.6%	6.7%	6.7%	6.7%	6.7%
減価償却費（対収益）	6.3%	6.6%	6.7%	6.6%	6.2%	6.0%
その他	10.4%	10.6%	10.8%	10.7%	11.2%	11.2%
損益差額（対収益）	− 1.6%	− 3.3%	− 3.9%	− 4.4%	− 3.2%	− 2.8%
100床あたり医業収益(千円)	2,340,483	2,376,503	2,330,695	2,342,019	2,489,830	2,548,598

	療養病棟入院基本料1					
	平成25年度	平成26年度	平成27年度	平成28年度	平成29年度	平成30年度
給与費（対収益）	59.7%	60.0%	58.2%	58.9%	59.4%	59.6%
医薬品費（対収益）	8.2%	7.9%	8.7%	8.4%	8.8%	8.6%
材料費（対収益）	5.7%	5.7%	6.8%	6.7%	7.6%	7.6%
委託費（対収益）	5.8%	5.8%	5.5%	5.5%	5.4%	5.4%
減価償却費（対収益）	4.4%	4.5%	4.5%	4.4%	4.2%	4.1%
その他	13.8%	13.8%	13.7%	13.7%	13.2%	13.2%
損益差額（対収益）	2.4%	2.3%	2.6%	2.4%	1.3%	1.5%
100床あたり医業収益(千円)	1,027,172	1,049,103	1,153,779	1,157,058	1,118,466	1,147,697

（出所：厚生労働省　医療経済実態調査に基づき筆者作成）

　さらに，外来についても機能分化が求められている（**図表2**）。地域の中核となる病院は入院機能に特化し，外来を専門外来などに絞ることが医療

図表2 平成30年度診療報酬改定　I-2. 外来医療の機能分化，かかりつけ医の機能の評価①　外来医療の今後の方向性（イメージ）

社会保障制度改革国民会議報告書(H25年8月6日)抜粋

○新しい提供体制は，利用者である患者が大病院，重装備病院への選好を今の形で続けたままでは機能しない
○フリーアクセスの基本は守りつつ，限りある医療資源を効率的に活用するという医療提供体制改革に即した観点からは，医療機関間の適切な役割分担を図るため，「緩やかなゲートキーパー機能」の導入は必要
○大病院の外来は紹介患者を中心とし，一般的な外来受診は「かかりつけ医」に相談することを基本とするシステムの普及，定着は必須
○医療の提供を受ける患者の側に，大病院にすぐに行かなくとも，気軽に相談できるという安心感を与える医療体制の方が望ましい

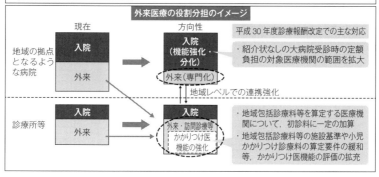

（出所：厚生労働省　中央社会保険医療協議会資料）

政策の方向性である。後述するように，外来診療単価が見かけ上は高くても，その多くは医薬品・材料費に消えてしまう。さらに，そこには消費税負担も生じる。次の紹介患者を獲得するためにも積極的に逆紹介をし，地域との顔のみえる連携を構築することが求められている。

　2つ目は，在院日数を短縮し新入院患者を獲得することである。病院経営層はしばしば病床稼働率を高めることを現場に強いる。しかし，稼働率を優先すれば平均在院日数を調整し，治療終了後も不要な入院をさせる危険性がある。それは倫理的にもおかしいことであり，何より国民医療費の適切な利用が妨げられてしまう。われわれ病院は国民医療費で生かされているので，その有効利用は病院経営者に課された責務である。平均在院日数の短縮というと急性期医療に限定される話と感じるかもしれないが，全ての病院に求められている（もちろん，特に急性期病院で在院日数の短縮

が求められていることはいうまでもない）。回復期リハビリテーション病棟でも療養病棟でも，入院早期から診療密度が高い医療を提供し（治療のステージと濃度は機能によって異なる），回復したら自宅に帰すことが求められている。

　新入院患者を獲得するためには在院日数を短縮し，次に治療が必要な患者を気持ちよく受け入れることが求められる。仮に新入院が獲得できなくなったら病床機能を見直すか，ダウンサイズが必要になるだろう。これにより，診療密度，重症度，医療・看護必要度，DPC/PDPS における効率性係数などさまざまな指標が改善に向かうはずだ。

　3つ目が何よりも重要なことで，医療の質の向上である。医療だけでなく，他の産業であっても質がよくなければ顧客の信頼は得られない。医療の質をどう定義するかにはいくつかの考え方があるが，究極的には死亡率だと私は考えている。「あの病院に行ったら，生きて家に戻れない」といわれたら皮肉なことであり，職員もプライドをもって働くことはできない。患者，そして職員からの信頼を得られなければ存続が危ぶまれてしまう。だからこそ，質の向上のために徹底した教育とそれに対する投資を行わなければならない。

　救急，特に循環器系疾患では，週末の緊急入院患者の予後が悪いことは世界的に知られた現象であり，週末効果（weekend effect）といわれる。**図表3**は，急性心筋梗塞の緊急入院患者の入院曜日別の死亡率であり，土日，特に祝日の予後が悪いことがわかる。週末はスタッフも少なく対応が遅れることが原因であり，だからこそ中核病院であれば週末の救急に注力しなければならない。急性期病院では週末は病床稼働率も大きく下落するので，治療終了後の患者の在院日数を調整して意図的に延ばすよりも，積極的に救急を受け入れる体制を整備することが求められている。ただし，週のはじめには新入院が増加するため，状態が落ち着いたら短期間で転院させる仕組みの構築も必要だ。さらに，入院初日に ICU に入室した患者は死亡率が大きく下がっており，集中治療が有効であることを意味している（**図表4**）。

　ICU は高単価の治療室であるから，有効活用することが病院経営におい

図表3 入院曜日別の院内死亡率（急性心筋梗塞）

週末と祝日は急性心筋梗塞の院内死亡率が高くなる

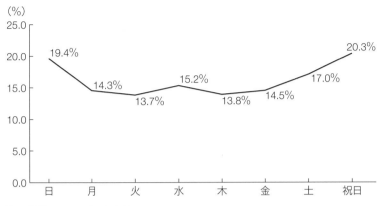

注：全国の DPC データより，n = 25,812

（出所：DPC データをもとに筆者作成）

図表4 入院曜日別 ICU 入室有無別の院内死亡率（急性心筋梗塞）

ICU に入室させることによって，急性心筋梗塞の院内死亡率を低下させることができる

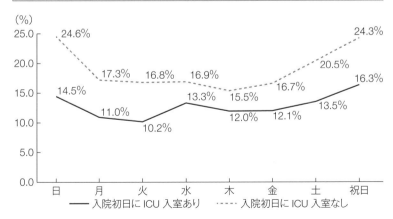

注：全国の DPC データより，n = 25,812

（出所：DPC データをもとに筆者作成）

て重要だが，金のために稼働率を上げろとスタッフに命じたところで反発をくらうだけだろう。このデータをみれば，集中治療が医療の質を高め，さらに経済性も向上させることが明らかであり，誰もその方針には反対しないはずだ。病院経営層は常に質と経済性のバランスをとるように配慮し，常日頃の言動もそのことを前提とすることが強く求められている。

最後に，戦略的な病院経営は現状積み上げの課題解決アプローチではなく，中長期的なビジョンに基づく課題解決アプローチを採用することが求められる。自院はどうありたいのか，そして地域全体を見据えてどうあるべきかを出発点にしてゴールから逆算し今何をするかを考え，前に向かって動きだすことが求められている（**図表5**）。診療報酬で有利な加算や管理料を届出し，算定するという視点ももちろん重要だが，それだけで病院経営がうまくいくわけではない。10年後にどうなっていたいか，皆で膝を突き合わせて夢を語ることは大切だ。夢と希望があるからこそ優秀なス

図表5 現状積み上げによる課題解決アプローチ／中長期的なビジョンに基づく課題解決アプローチ

> ビジョンに基づいた戦略的経営を推進し，どうなりたいのか，地域医療の実情を踏まえてどうなるべきなのか，そのために今何をすべきかが根底にあることが求められる

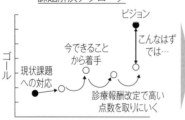

現状積み上げによる
課題解決アプローチ

中長期的なビジョンがあいまいなまま，目の前の着手可能なことや，診療報酬改定で高い点数がついたことに終始する現状積み上げで対応すると，最終的に本来目指していた姿と大きなギャップが生じてしまう

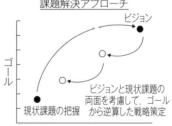

中長期的なビジョンに基づく
課題解決アプローチ

「なりたい姿」としての思いと，地域医療のあり方を考えた「なるべき姿」，現状を踏まえた「なれる姿」から総合的に判断して「目指すべき姿」を明確にした後，これを達成するための戦略を策定することが求められる

タッフが集まる。ただ，それだけで地域の実情を顧みなければ間違った方向に進むこともあるだろう。客観的なデータをもとに，どうあるべきかを同時に考えなければならない。しかし，いくら美しい計画を策定してもそれだけでは何も変わらない。皆で前に向かって動きだすことが必要だ。軌道修正しながら前に向かって歩み続けることに意義がある。漕いでも漕いでも終わりなき旅ではあるが，漕ぎ続けなければ沈没してしまう。それが病院経営である。

病院経営改革が進まない理由

　病院経営改革を進めようと経営陣が躍起になっても，そう簡単には進まない現実が待ち受けている。

　その理由の1つ目は，現状を変えたいと思わない現場のぬるま湯意識が関係している。病床規制があり新規参入も自由にはできない業界であり，診療報酬で公定価格が約束されているので価格下落圧力がかかることもない。低価格競争を仕掛けることで患者獲得ができない一方で，その必要もないのが病院経営である。自治体病院であれば政策医療という名のもとに多額の繰入金を受けていることもあれば，政治の道具になっているようなところもある。よって，病院はつぶれない，現状維持でよいという発想をもつ職員は多い。他の病院を知らなければますますそうなりがちである。ただ，病院も再編統合の時代に入っており，井の中の蛙にならないよう常に他と比較した自らの立ち位置を客観的に把握することが必要である。そのうえで，危機感を醸成することが改善に向けての第一歩になるだろう。

　2つ目の理由は，病院が縦割り型の組織構造だということだ。第8章でも触れられているが，職種の壁，診療科の壁を越えて横串を通すことが難しい組織文化があり，特に大病院ほどその傾向が強くなる。事務部門のなかですら縦割りで，院内で何かを頼もうとしても「それは○○課の業務ですから」とたらい回しになり，挙げ句の果てに，明確な業務分掌に列挙さ

れていない三遊間を転がるボールは，お見合いになるどころか誰も拾いに行かないといった事態も起こりがちだ。

　各職種が受けてきた教育が異なり，それが文化の形成にもつながっている。そもそも組織構造自体が機能別であり，部分最適が積み上がった組織になっている。病院長になってはじめて組織全体のことを考えるようになるケースがほとんどではないだろうか。副病院長は診療科や部門の代表であり，全体最適をはかろうとする発想をもたないことが多い。だからこそ横串を通す機能が重要であり，誰も拾わないボールを追いかける存在が組織を成長させるわけだ。

　3つ目は，リーダーシップが欠如していることだ。リーダーシップのスタイルもさまざまであり，カリスマ的なリーダーもいればサーバントリーダーもいるだろう。個人の特性もあるのでいずれでも構わないが，トップマネジメントのリーダーシップ抜きにして組織を成長させることはできない。縦割りでさまざまな利害関係者がいるなかで，組織を1つの方向に導くには全体を調整し，意思決定を行うことが求められている。また，トップマネジメントがリーダーシップを発揮できない理由の1つに，参謀の不在も関係しているだろう。経営参謀が客観的なデータをもとに方向性を提案してこそ，トップが自信をもってリーダーシップを発揮できる土壌が整う。病院長は孤独である。どの方向に進むのがよいか常に迷うことだろう。その病院長の不安を心の底から理解し，よきパートナーとなる司令塔の存在が求められている。そしてイエスマンでなく，ノーといえる参謀が病院には欠けているように感じる。なお，このような人材育成について「ちば医経塾」が開講されており，北は北海道から南は沖縄まで全国から病院経営を真剣に学びたい受講生が集まっている（**図表6**）。

図表6　ちば医経塾

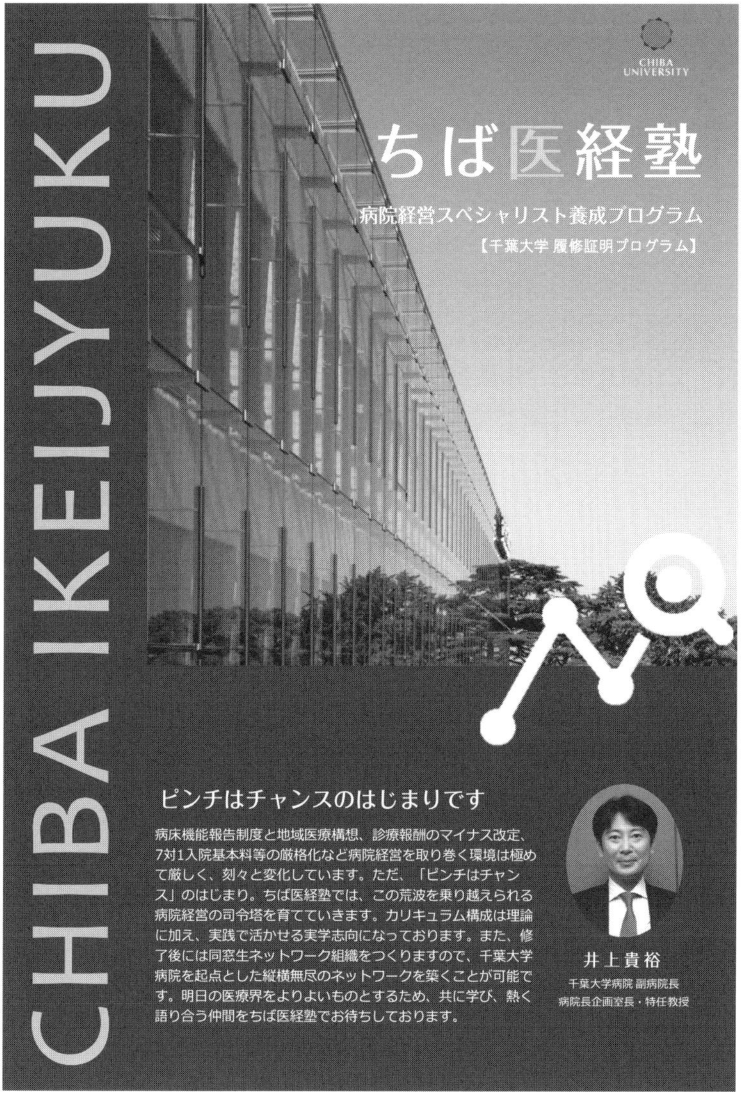

CHIBA IKEIJYUKU
CHIBA UNIVERSITY
ちば医経塾
病院経営スペシャリスト養成プログラム
【千葉大学 履修証明プログラム】
ピンチはチャンスのはじまりです
病床機能報告制度と地域医療構想、診療報酬のマイナス改定、7対1入院基本料等の厳格化など病院経営を取り巻く環境は極めて厳しく、刻々と変化しています。ただ、「ピンチはチャンス」のはじまり。ちば医経塾では、この荒波を乗り越えられる病院経営の司令塔を育てていきます。カリキュラム構成は理論に加え、実践で活かせる実学志向になっております。また、修了後には同窓生ネットワーク組織をつくりますので、千葉大学病院を起点とした縦横無尽のネットワークを築くことが可能です。明日の医療界をよりよいものとするため、共に学び、熱く語り合う仲間をちば医経塾でお待ちしております。
井上貴裕
千葉大学病院 副病院長
病院長企画室長・特任教授

千葉大学医学部附属病院における取り組み

　平成26年度，千葉大学医学部附属病院は財務的な危機に陥った。現金収支で7億円のマイナスであり，経常損益では約13億円の赤字であった（**図表7，8**）。そのような状況下の平成27年4月，私は千葉大学医学部附属病院に病院長補佐として異動することになった。着任当初に驚いたのは当初予算が現金ベースで10億円のマイナスということだった。大学全体で現金が約40億円しかないのに，10億円現金が減るという計画だったわけだ。これが数年続けば破綻しかねない状況であることは明らかであり，だからこそ皆で危機感をもつことができたのかもしれない。結果として，平成27年度は経常損益こそ約11億円のマイナスであったが，当初10億円キャッシュを減らす見込みだったのが約2.5億円弱で済むことになった。

　私たちが取り組んだことは決して特別なことではない。医療政策の方向性を踏まえて不退転の決意で戦略的に病院経営を遂行しただけだ。

　まず，DPC/PDPSにおける入院期間II以内の退院患者割合について70%以

図表7　千葉大学医学部附属病院における収支予算の状況

平成26年度決算	平成27年度予算	平成27年度実績
7億円の赤字	10億円の赤字	2.5億円の赤字

【主なプラス要因　当初予算に対して】
診療機能向上による増収	7.7億円
再開発工事費の減	1.9億円
経常費（物件費等）の抑制	1.8億円
設備更新の繰り延べ	0.8億円

【主なマイナス要因　当初予算に対して】
人事院勧告，年金保険料率改定による人件費増	1億円
診療報酬稼働額の増加に伴う材料費の執行増	4億円

（出所：千葉大学医学部附属病院）

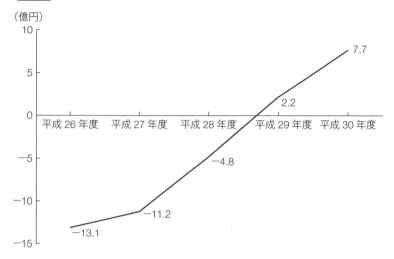

図表8 千葉大学医学部附属病院における経常損益額の推移

（出所：千葉大学医学部附属病院）

　上を目標に掲げた。それまでは稼働率を優先していたが，目標を変え，新入院患者の獲得に重きを置いた。これが実現できた診療科にはインセンティブ経費を設けると同時に（現在は廃止している），目標未達成の場合には診療科固有の病床の割り当てを共有化してもらうようなペナルティも設けた。自分の城を維持するために各診療科が必死に対応してくれたのだと思う。さらに，病床は患者や地域のためのものであり，診療科のものではないという視点のもと，「固有病床」の名称を「優先病床」と変更した。病床配分は弾力的に行ったほうがよいという考えから現在では2ヵ月に1回，病床の見直しを実施している。結果として，**図表9**に示すように，従来60％程度であった入院期間Ⅰ・Ⅱの退院患者の割合が70％を超えるまでになった。大学病院だから重症が多いというのは言い訳だろう。標準的な治療をしていれば，全国のDPC対象病院の平均である7割は実現できることを証明できたわけだ。結果として，平均在院日数は短縮され（**図表10**），平成29年度の効率性係数では大学病院本院でトップに立ち，機能評価係数Ⅱについても躍進を果たすことができた（**図表11，12**）。入院期間Ⅰ・Ⅱの退院患者の割合は令和元年度も73％を超えており，この改革は成功し

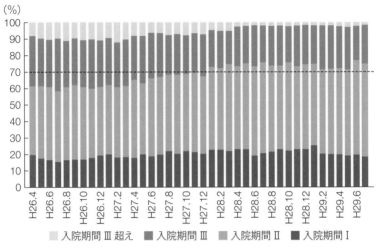

図表9 千葉大学医学部附属病院における入院期間別退院患者の割合

（出所：千葉大学医学部附属病院）

図表10 千葉大学医学部附属病院における平均在院日数の推移

千葉大学医学部附属病院では平成27年度から平均在院日数の短縮を積極的に進めた

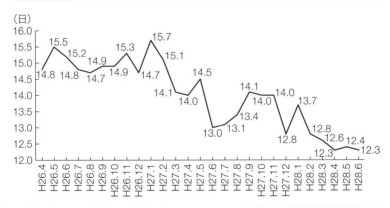

（出所：千葉大学医学部附属病院）

図表11 大学病院本院（Ⅰ群）における効率性係数トップ30（平成29年度）

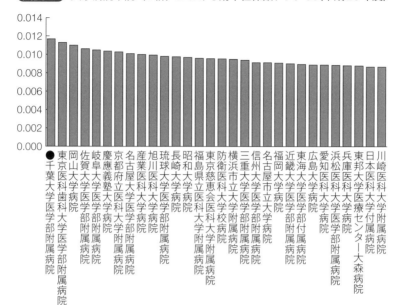

（出所：DPC評価分科会データをもとに筆者作成）

図表12 千葉大学医学部附属病院における機能評価係数Ⅱの内訳

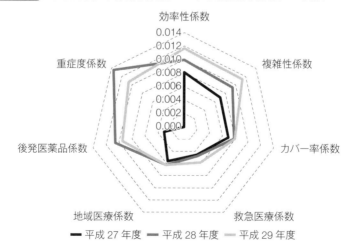

（出所：千葉大学医学部附属病院）

たと考えている。なお，この間に重症度等を考慮した大規模な病棟再編を行い，現在は数十年にわたり定着してきた手術枠の見直しに着手している。

在院日数を短縮すれば入院診療単価は上がる（**図表 13**）。高単価だから儲かるわけではないが，高度急性期の証ではあるはずだ。令和元年には単月の瞬間風速ではあるが，入院診療単価が 9 万円を超えた。

この取り組みの背景には，DPC/PDPS の医療機関別係数の対策がある（**図表 14**）。平成 27 年 4 月に私が同院に移ってから，適切な評価を受けるための仕組みづくりを徹底的に行ってきた。それ以前はほとんど上がらなかったわけだが，2 年かけて平成 29 年 4 月には 1.51 になり，同じ患者数だとしても医療機関別係数の効果だけで 1.5 億円を超える増収になっている。在院日数を短縮し，順調に新入院患者も増加しているので，毎年かなりの増収を実現している。なお，平成 30 年 4 月は国立大学病院ではトップに，私立を入れると 2 位まで躍進した。さらに令和元年 10 月は 1.6 を超えるまでになった。

ただし，外来診療機能という点では課題も多い。外来診療単価は**図表 15**

図表 13 千葉大学医学部附属病院における入院診療単価の推移

平均在院日数の短縮等により入院診療単価は上昇した

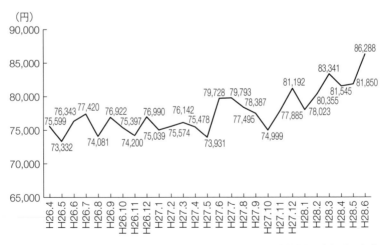

（出所：千葉大学医学部附属病院）

のように特に再診を中心に増加傾向にあるが，このうち約55％が医薬品・材料費であり，決して収益性が高いとはいえない。外来診療単価が2万

図表14 千葉大学医学部附属病院における医療機関別係数の推移

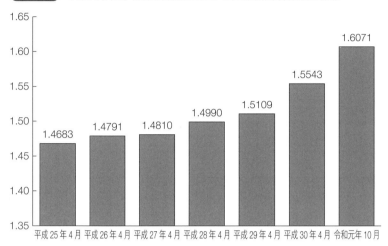

(出所：千葉大学医学部附属病院)

図表15 千葉大学医学部附属病院における外来診療単価（初再診別）

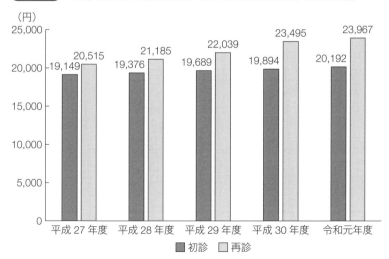

(出所：千葉大学医学部附属病院)

3,000円を超える病院であっても，再診患者については5,000円以下の患者が約40%以上，1,500円以下も24%いる（**図表16**）。これらについては，さらに逆紹介を推進していくことが課題であると痛感している。**図表17**は紹介率・逆紹介率の推移であり，逆紹介率は100%以上を目標に掲げている。紹介患者かどうかは，選定療養費を1万円と高めに設定してはいるもののコントロールが難しい。しかし，逆紹介は自らの行動で行うことができる。逆紹介率の分母は初診患者なのだから，初診患者が100人来たら，地域に100人戻せば100%であり，それ未満であれば「あの病院に紹介すると患者が戻ってこない」と地域の医療機関から陰口をたたかれかねない。

さらに，大学病院のような高度急性期病院では，ほとんどの医師が専門医である。自らの領域については責任をもって適切な診療を行うわけだが，フォローアップが長くなり大学病院がかかりつけ医になってしまうと，合併症を有し，リスクが生じるかもしれない。全人的なかかりつけ医機能は，やはり診療所や中小規模病院に任せるのが得策だ。大学病院で患者と顔のみえる関係を構築することは容易ではない。仮に画像診断を行い読影レポートに「肺に影

図表16 千葉大学医学部附属病院における外来診療単価の分布（初再診別）
令和元年度4～6月

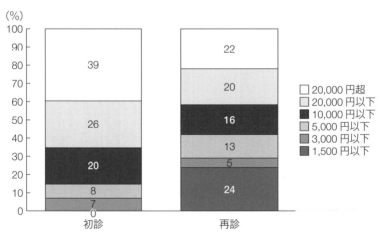

（出所：千葉大学医学部附属病院）

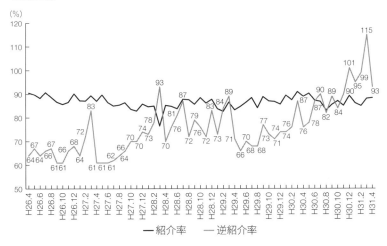

図表 17 千葉大学医学部附属病院における紹介率・逆紹介率の推移

(出所：千葉大学医学部附属病院)

がある」と指摘されていたとしても，自らの専門外であればスルーするというようなことも起こらないとは限らない。患者は「医者にかかっているから安心だ。ましてや大学病院なのだから間違いがない」と考えるかもしれないが，そこには期待のギャップも生じ得るわけだ。だからこそ，積極的に逆紹介を行い，精査が必要な紹介患者を中心に集めるのが皆にとって幸せなことだろう。

外部コンサルタントの活用も時として有効である

　千葉大学医学部附属病院の経営改革が軌道に乗ったのは，まず優秀で熱意のある職員が患者のために最善の医療を提供しようと尽力したからだ。そして，山本修一病院長というバランス感覚のある素晴らしいリーダーの存在があった。リーダーが一貫した病院方針を打ち出し，不退転の決意をしたことが大きい。ただ，全てを自分たちで成し得たかというとそうではない。われわれはピンポイントで外部コンサルティング会社も活用してきた。

　まず，医薬品や診療材料の購入価格の適正化に向けて価格交渉をサポー

トしてくれる会社に支援をお願いした。私はコストカッターではないため，モノを安価で購入するノウハウは有しない。千葉大学医学部附属病院では医療材料検討会という会議体があり，新規の医療材料は全てその会議で審議される。全国とのベンチマーク判定で平均以下であること，経済性に優れること，原則として一増一減であることを採用基準としている。なお，当該検討会の議長は私が務めており，基準を満たさなければ絶対に採用はしない。ただ，問題は既存の材料等で，その実績のあるコンサルティング会社の支援を受けた。結果として，それまで全国の国立大学でのベンチマークでは下位だった購買実績が，上位に入り適正化をはかることができた。病院の購買担当者は定期的に人事異動があり，購買のプロではない。担当が長くなるとよくない関係が生じることもあり得る。だからこそ，外部に任せるべきところは任せるのがよいと感じた。われわれはベンチマークをする際に国立大学病院との比較に終始してしまうことが多い。ただ，高値で購入している病院ばかりかもしれず，外部の第三者から刺激を受けることも重要だと感じている。

　もう1社がボストン コンサルティング グループだ。同社は戦略系コンサルティングファームとして世界的に有名であることは以前から知っていたが，病院コンサルティングで実績があるという印象はもっていなかった。ところが，私の大学院時代の後輩が同社に転職したという連絡を受け，同社の取り組みについて話を聞く機会があった。委託費の削減や，夜間の看護補助者の採用，室料差額の減免率の改善などで実績があるとのことだった。そこで，これは千葉大学医学部附属病院でも検討の価値があると感じ，すぐに来てもらい説明を受けた。そして，その日に山本修一病院長とともに同社と契約することを即決した。もちろん院内では外部者の介入を好まない，何も変えなくてよいという発想の職員も多かったはずだ。即決し，円滑にプロジェクトを進められたのは病院長のリーダーシップの存在が大きい。

　実は，お手並み拝見という気持ちもあり，初日にBCGの方に「どうぞ同院を舞台に実績を上げてほしい。うまくいったら私がアドバイザーを務める全国の病院に紹介しますよ」と高飛車で失礼なことを言った記憶があ

り，今となっては反省している。

　契約を決めたのは，やはり他の国立大学病院で実績があることが大きかった。さらに，委託費を削減するためにはフィールドスタディが必要であり，現場に張り付いて実態調査をする必要があることがわかったからだ。われわれにはその人的余裕も，ノウハウもない。そして，完全成功報酬であることも任せてみようと思う理由だった。成果が出なければ報酬がゼロであるからリスクは低いし，ともに同じゴールに向かって歩める。院内で時間をかけるよりも，時間を買うほうが効率的だと考えた。

　契約することを当日決定し，約2週間後の初期見立ての結果，病床あたりで医師数は多くないが看護師数は充実しているなど，職種別の人員配置についてさまざまな指摘を受けた。これについては，他院とのベンチマークでわかっていたことであり，院内で解決すべき課題と感じていたので，看護師の新規採用の抑制など院内で対応した。やはり患者数や重症度にあわせた人員配置を徹底する必要がある。ただ，一度採用した職員を解雇するわけにはいかないので，やはり委託費の見直しが即効性が高く，いくつかの項目に着手することが望ましいという結論になった（このあたりは第5章で詳説されている）。

　さらに，院内では絶対に難しいといわれていた「夜間100対1 急性期看護補助体制加算」についてもサポートを受け，令和元年10月に届出が可能となった。**図表14**にあるように，令和元年10月は医療機関別係数が1.6を超えたわけだが，当該加算の届出はきわめて大きな効果があり，約2億円増収となった。

　これが実現できたのは，BCG が圧倒的なノウハウを有していたということと，現場との調整力にあると感じている。看護補助者を採用しようという方針について，診療報酬でも高く評価されているわけだから誰も反対する者はいない。しかし，この問題は看護部マターであり，それを調整するのが事務部である。縦割り組織のなかで，これを調整し，採用にまでこぎつけることは病院単独では難しい。何しろ人手不足の時代なのだから。

　その後，那須赤十字病院，一宮市立市民病院，市立札幌病院，君津中央病院など私がアドバイザーを務める病院でも支援を受け，看護補助者の夜間配置

や委託費削減について，全てで実績が上がったことは素晴らしいと思っている。

　市立札幌病院は累積赤字98億円であり，現金残高がなくなり，札幌市病院局は参与というポジションを設けて私を迎え，経営改革を進めることになった。札幌市という財政的に豊かな自治体が開設者であるから，自分たちはつぶれるはずがないという油断があったのかもしれない。招かれた私は2年で黒字化するという約束を札幌市長とした。前述したような千葉大学医学部附属病院と同様の対策を行い，まだまだ道半ばではあるが，1年目で10億円の収支改善を果たすことができた（**図表18**）。もしも平成30年北海道胆振東部地震がなければ，黒字だった可能性すらある。実のところ，同院にはじめて行った際に屋上に立ち，北海道大学病院が目の前に見えたときの思いは複雑だった。正直にいうと「果たして自分に何ができるだろうか。死亡宣告しかできないかもしれない」と思った。ただ，そこでも縦割り組織に横串を通し，病院長がリーダーシップを発揮できる土壌をつくることが重要だと考えた。本気で改革しようと思えば必ずできる。その病院長を支えるのは私の仕事の1つである。なお，同院でも令和元年からBCGの支援を受け，令和元年度は黒字見込みである。やはりこの改革も

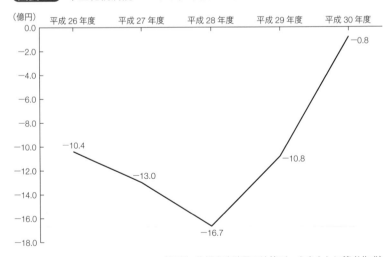

図表18　市立札幌病院における経常損益の推移

（出所：札幌市病院局の決算データをもとに筆者作成）

関利盛前院長，向井正也現院長のリーダーシップの存在があってこそだ。

　私は病院方針を考え，院内に浸透させ，医師・看護師等に対する教育を行い，1つの方向性に導き経営成績を向上させてきたという自負はある。ただ，私自身は外部のコンサルタントではなく，病院長の経営参謀としてともに命を懸けて戦う内部者である。そして，安く買うとか，フィールドスタディで委託費を減らすなどのノウハウは持ち得ない。人の採用を円滑に進める手法も知らない。今後も局所的に優れたパートナーの力を借りて，病院経営をよりよいものとしていきたいと考えている。

井上　貴裕
千葉大学医学部附属病院　副病院長・病院経営管理学研究センター長・特任教授・ちば医経塾　塾長
東京医科歯科大学大学院にて医学博士および医療政策学修士，上智大学大学院経済学研究科および明治大学大学院経営学研究科にて経営学修士を取得。東京医科歯科大学医学部附属病院　病院長補佐・特任准教授を経て現職。武蔵野赤十字病院，大垣市民病院等，各地の中核病院の経営アドバイザーを務めている。

ボストン コンサルティング グループ（BCG）医療機関チーム
BCG は，ビジネスや社会のリーダーとともに戦略課題の解決や成長機会の実現に取り組んでいる。1963 年に戦略コンサルティングのパイオニアとして創設され，今日では変革の推進，組織力の向上，競争優位性構築，収益改善をはじめクライアントのトランスフォーメーション全般にわたる支援を行う。
グローバルで多様性に富むチームが，産業や経営トピックに関する深い専門知識と企業変革を促進する洞察をもとに，テクノロジー，デジタルベンチャー，パーパスなどの各領域の専門組織も活用し，クライアントの経営課題に対しソリューションを提供している。
日本では，1966 年に世界第 2 の拠点として東京オフィスを，2003 年に名古屋オフィス，2020 年には大阪オフィス，京都オフィスを設立。
https://www.bcg.com/ja-jp/default.aspx
医療機関チームでは，持続可能な質の高い医療提供システムの構築に向けて，国・公立・公的病院，大学医学部・附属病院，大手民間病院などの主要医療機関に対し，さまざまな支援を行っている。バリューベース・ヘルスケア，病院経営改革に関する研究も行い，その結果を講演，論考等で発表している。
2020 年 7 月より病院経営改善の支援を目的として，医療機関の外部委託費の健康診断を行うウェブサービス，ホスピタル・データ・ラボを開設。サービスに参加している医療機関の委託費の分析・評価を実施している。詳細はサービス案内ウェブサイト（https://hospitaldatalab.jp/）をご参照ください。

＜執筆者略歴＞
植草　徹也（うえくさ　てつや）
BCG マネージング・ディレクター＆シニア・パートナー。BCG ヘルスケアグループのアジア・パシフィック地区リーダー。
京都大学法学部卒業。南カリフォルニア大学経営学修士（MBA）。株式会社電通を経てBCG に入社。BCG ダラス・オフィスに勤務した経験もある。

北沢　真紀夫（きたざわ　まきお）
BCG マネージング・ディレクター＆シニア・パートナー。BCG ヘルスケアグループの日本リーダー。
一橋大学商学部卒業。ハーバード大学経営学修士（MBA）。

岡本　健志（おかもと　たけし）
BCG プリンシパル。BCG ヘルスケアグループのコアメンバー。
早稲田大学理工学部コンピューターサイエンス工学科卒業。東京大学大学院学際情報学府修了。ブーズ・アンド・カンパニー（現・PwC コンサルティング合同会社　ストラテジーコンサルティング（Strategy ＆））を経て現在に至る。

中村　健(なかむら　たけし)
BCG プリンシパル。BCG ヘルスケアグループのコアメンバー。
東京大学薬学部卒業。同大学医学博士(PhD)，薬学修士。中外製薬株式会社，アクセンチュア株式会社を経て現在に至る。

植原　彩乃(うえはら　あやの)
BCG プロジェクト・リーダーを経て，現在，ヘルスケアグループ　ナレッジチームのアナリストを務める。
一橋大学社会学部卒業。

じっせん　ビーシージー りゅうびょういんけいえい
実践　BCG流病院経営

―バリューベース・ヘルスケア時代の病院経営
じ　だい　　びょういんけいえい

2020年 7 月30日　第 1 刷発行

著　　　者：ボストン コンサルティング グループ 医療機関チーム
いりょう き かん

発　行　人：布川　治

発　行　所：エルゼビア・ジャパン株式会社

　　　　　　〒 106-0044　東京都港区東麻布 1-9-15　東麻布 1 丁目ビル

　　　　　　電話　03-3589-5024（編集）　03-3589-5290（営業）

　　　　　　URL　http://www.elsevierjapan.com/

組版・印刷・製本：株式会社アイワード

落丁・乱丁はお取り替え致します．　　　　　ISBN978-4-86034-010-0